国家癌症中心肿瘤专家答疑丛书

膀胱癌

患者护理与家庭照顾

董碧莎◎丛书主编

寿建忠◎主编

中国协和医科大学出版社

图书在版编目（CIP）数据

膀胱癌患者护理与家庭照顾 / 寿建忠主编. —北京：中国协和医科大学出版社，2016.6

（国家癌症中心肿瘤专家答疑丛书）

ISBN 978-7-5679-0529-0

Ⅰ.①膀… Ⅱ.①寿… Ⅲ.①膀胱癌-护理 Ⅳ.①R473.73

中国版本图书馆 CIP 数据核字（2016）第 066995 号

国家癌症中心肿瘤专家答疑丛书

膀胱癌患者护理与家庭照顾

主　　编：寿建忠
责任编辑：吴桂梅

出版发行：中国协和医科大学出版社
　　　　　（北京东单三条九号　邮编 100730　电话 65260431）
网　　址：www.pumcp.com
经　　销：新华书店总店北京发行所
印　　刷：中煤（北京）印务有限公司

开　　本：710×1000　　1/16 开
印　　张：10.75
字　　数：100 千字
版　　次：2016 年 12 月第 1 版
印　　次：2017 年 8 月第 2 次印刷
定　　价：45.00 元

ISBN 978-7-5679-0529-0

国家癌症中心肿瘤专家答疑丛书

膀胱癌患者护理与家庭照顾

主 编：寿建忠

副主编：李雅志

编 者（按姓氏笔画排序）：

王　宇	石泓哲	乔涌起	任夏洋
刘　君	刘金英	闫加庆	何　昕
李国辉	李建霞	李艳华	杨　梅
杨芳宇	杨悦婷	邹小农	周海燕
贾　贝	董碧莎		

前　言

由于癌症已经成为我国常见病、慢性病，有关癌症的预防、治疗和康复等问题涉及越来越多的人群，人们希望得到相关的专业知识，以降低癌症对健康的威胁，减轻癌症对患者身体的损害，尤其是患者及其亲属更希望能够提高治疗效果，使患者早日康复。对于治疗中、治疗后的患者，在与癌症长期的斗争中如何给予他们更多地帮助，是在战胜癌症过程中贯穿始终的重要问题。长期持续的护理、细心科学的照顾，对提高癌症患者的治疗效果、尽早康复或带瘤生活都发挥着积极有效的作用。为此，我们编写了这套丛书，希望能够帮助患者及亲属掌握一些专业知识和技能，为患者在日常工作、居家生活时进行科学有效的服务。

《国家癌症中心肿瘤专家答疑丛书》（以下简称"丛书"），是专门应对癌症治疗和侧重于癌症护理的科普读物。由中国协和医科大学出版社于2014年出版的《国家癌症中心肿瘤专家答疑丛书》——《应对×癌专家谈》，共18个分册，主要侧重于癌症的临床治疗、康复和预防。继而国家癌症中心再次组织肿瘤专家编写了新的分册——《×癌患者护理与家庭照顾》，包括鼻咽癌、喉癌、甲状腺癌、肺癌、食管癌、乳腺癌、胃癌、结直肠癌、膀胱癌和宫颈癌，共10个分册，主要侧重于癌症患者的护理、照顾与膳食。《×癌患者护理与家庭照顾》比较系统地介绍了癌症检查、治疗、康复过程中的护理知识，以及家庭亲友如何对癌症患者更加专业的照顾，是对《应对×癌专家谈》的补充和完善。《应对×癌专家谈》侧重于医疗方面，《×癌患者护理与家庭照顾》侧重于护理方面。

新编分册包括肺癌等十种疾病，每种疾病内容独立成册。编者根据临床工作中患者、患者亲属常常提出的问题，设置了治疗与护理篇、营养与饮食篇、用药篇、心理帮助篇、功能康复篇、日常生活与复查篇等六个部分。丛书以问答形式与读者交流，读者通过目录查找到问题后，就可在书中找到答案。由于对患者护理、照顾的基本原理的一致性和方式上有许多相通，所以不同单册书中的内容也有相同部分，但对于不同癌症的不同治疗护理、照顾都在每一册书中进行了详尽介绍。合理的营养与膳食对增强

1

患者机体的抵抗能力、完成治疗方案、提高治疗效果发挥着重要的作用。根据读者的需求，丛书中的营养部分为患者提供了一些常用的食谱，供患者参考选择。癌症，无论对患者本人还是对于患者家庭都是信心和意志的一个考验，因此，在治疗康复过程中，不可忽视的重要内容是将不断坚定战胜癌症的信心、增强与疾病斗争的意志，作为一项治疗内容同步进行。丛书中的"心理帮助篇"，希望为患者提供一些心理疏导，对患者改善心理状态有所帮助，真诚地希望患者能够尝试书中介绍的方法，积极应对疾病。

丛书的编者是国家癌症中心长期从事一线工作的医生、护士和药学、营养及其他专业的医务工作者，他们将专业知识与实践中积累的经验相结合，秉承科学、严谨、专业特点突出的原则，对丛书的内容、文字反复提炼、细心修改，力求实用、通俗易懂，能够给予读者最实际的指导和帮助。在丛书的编写过程中，编写者都是在繁忙的工作之余，抽出休息时间进行创作，尤其编者中许多是从事护理工作的骨干，她们在每天 24 小时倒班的空隙中挤出时间按时完成书稿的编写，充分表达了她们对患者的真挚爱心。刘金英老师承担了"营养与饮食篇"的编写，精益求精反复修改；李国辉主任组织编写了"用药篇"，编者们用十个月的时间便完成了全部书稿的编写，通过此书将医疗护理工作从医院延伸到了社会、家庭。在此，对他们辛勤的付出表示诚挚的感谢。非常感谢首都医科大学的杨芳宇教授，应邀编写了"心理帮助篇"，运用心理学原理给予患者提供帮助。还要特别感谢孙桂兰、岳鹤群、田守光三位老师，他们的抗癌经验、与病魔斗争的精神，为我们树立了榜样。在丛书编写过程中，策划编辑张平主任，建立微信群、收发书稿，全方位联系参编部门及人员，并参与了公共部分内容的修改，在每一个环节上都付出了艰辛劳动，对她为本套丛书出版做出的贡献致以衷心的感谢。丛书顺利与读者见面，还要感谢中国协和医科大学出版社吴桂梅主任带领的编辑团队，是她们的工作将丛书尽快送到了读者的手中。

作为科普读物，丛书在内容的收集、语言的使用等方面还存在着许多不足，敬请读者多提宝贵意见。

最后，为了更加美好的明天，我们将永不言弃。

董碧莎

2016 年 10 月 15 日

目 录

7

一、治疗与护理篇

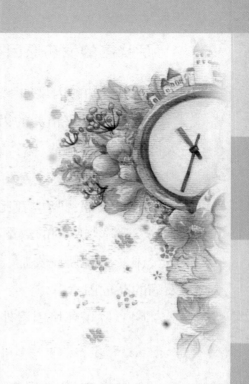

1. 膀胱癌的发病原因有哪些?

目前已知的因素如下。

（1）与职业相关的因素：接触有机化学物质和某些金属的人群，如汽车制造、石油制造、橡胶工业、皮革造纸专业、染料、油漆工业、美容美发等相关职业是膀胱癌的高发人群。

（2）吸烟：吸烟者比不吸烟者的膀胱癌发病率高 4 倍，膀胱癌发病率与吸烟的数量和吸入烟草的时间长短成正相关。

（3）慢性膀胱炎症、结石或者异物；寄生虫病也是膀胱癌发病的高危因素。

（4）除了环境因素外，膀胱癌的发病也有一定的遗传因素。

2. 膀胱癌有哪些早期症状?

80%的患者因为肉眼血尿就诊，间断性无痛性肉眼血尿是典型症状和常见的就诊原因，有时候血尿会伴有血块。经过长期治疗然而不见好转的膀胱炎应该警惕膀胱癌的可能。弥漫性膀胱癌或浸润性癌可引起患者**尿频**、尿急等膀胱刺激症状；20%的患者会出现排尿困难或者**尿潴留**症状。

尿频：尿频是一种症状，并非疾病，正常成人白天排尿 4~6 次，夜间排尿 0~2 次，次数明显增多称为尿频。

尿潴留：是指膀胱内充满尿液而不能正常排出，按其病史、特点分急性尿潴留和慢性尿潴留两类。

3. 为什么膀胱癌患者要做多项检查才能确定治疗方案？

膀胱镜检查虽然是有创检查，患者会有一些不舒服感和惧怕，但可以直观地观察膀胱腔内的肿瘤病变，取病变部位组织做病理学检查以确定肿瘤的性质；CT 和磁共振检查可了解膀胱病变往外浸润的范围和深度，判断有没有盆腔淋巴结转移；腹部超声及胸部 X 线片检查可以了解其他部位的脏器有没有肿瘤等问题。静脉肾盂造影是检查整个上尿路（肾、输尿管）有没有同时发生肿瘤等情况。因此膀胱癌患者经过以上各项检查可以对其病变、范围有全面的了解，从而就能为患者选择最恰当的治疗方案。

4. 膀胱癌有哪些治疗手段？

膀胱癌病理类型上主要为尿路上皮癌，既往称移行细胞癌。在临床上主要分为非肌层浸润性、肌层浸润和转移性膀胱癌，以非肌层浸润性膀胱癌最为常见，疗效也最好。总体上膀胱癌的治疗方法主要有手术、化疗、放疗、介入治疗等，其中手术是治疗非肌层浸润性、肌层浸润性膀胱癌患者最主要的治疗手段。

5. 什么是尿常规检查？

尿常规是医学检验"三大常规"项目之一，可以初步判断患者尿液中有无炎症、血尿、蛋白尿、尿糖等，不少肾脏病变早期就可以出现蛋白尿或者尿沉渣中出现有形成分从而做出诊断。对于膀胱癌患者，尿常规检查可以判断是否有血尿、炎症及合并蛋白尿，从而来帮助诊断患者是否合并有某些全身性的疾病影响肾脏。同时，尿液的化验检查还可以反映一些疾病的治疗效果及预后。

6. 留取尿标本需要注意什么？

做尿常规检查时，一定要注意收集尿液标本的方法正确规范，才能保证尿常规检查结果的准确性。尿常规检查注意事项如下。

（1）收集尿液的时间：人体任何时间排出的尿液都可以做尿常规检查，但一般肾病患者为观察治疗前后结果一律规定采用清晨起床后的第一次尿液。

（2）尿标本必须新鲜：尿液在体外放置几小时后，白细胞即可破坏而脓尿消失，出现葡萄糖被细菌分解、管型破坏、细胞溶解等问题，这就会影响检查结果的准确性。

（3）尿标本必须清洁：女性应避开月经期，清洗外阴，不要混进白带和血液；男性患者不要混入精液等。按人体排尿的先后次序，可将尿液分为前段、中段和后段尿。因前段尿和后段尿容易被污染，因此，做尿常规和尿细菌学检查时，一般都留取中段尿。应使用清洁容器装取尿液，最好使用医院提供的清洁尿杯。

（4）在使用抗菌药物后留取尿液，会影响尿常规检查判断炎症的准确性。尿路感染者脓尿常呈间歇性，所以有时需要多次反复检查才能下结论。

（5）送检尿量：一般不少于 10 毫升（至少达到一半"医院清洁尿杯"的量）。

7. 什么是大便常规检查？

大便常规检查主要包括粪便的量、颜色、性状、气味、寄生虫等常用项目，是临床最常用的检验之一，可初步了解消化道有无炎症、出血、寄生虫感染，以及间接判断胃肠、胰腺、肝胆的功能状态。

8. 留大便标本需要注意什么？

大便常规检查留取大便标本要求：

（1）检查前按原来的生活习惯和饮食习惯照常进行，注意不宜吃辛辣油腻刺激的食物。检查前 3 天不要吃动物肝脏及血、

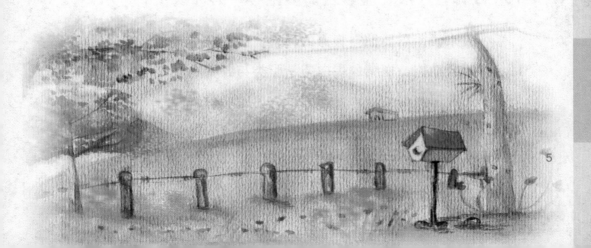

大量绿叶及含铁食物。

（2）用竹签或是木片采取粪便，蚕豆大小即可，将取出的粪便装入留取标本的盒子内，水样的粪便需要用容器留送。然后立即送去检验，送检时间一般不超过 2 小时。

（3）若粪便出现脓血时，将脓血的部分采取。

（4）留取的大便标本不能混入尿液和其他分泌物、泻药、钡剂和灌肠液等。

9. 什么是血常规？

血常规是最一般、最基本的血液检验。血液由液体和细胞两大部分组成，血常规检验的是血液的细胞部分。血液有三种不同功能的细胞——红细胞（俗称红血球）、白细胞（俗称白血球）和血小板。通过观察细胞的数量变化及形态分布，判断身体是否有感染，是否贫血，是否有血液疾病的可能性，是医生诊断病情的常用辅助检查手段之一。

10. 做哪些血液化验项目需要空腹？为什么？

一般来说，需要抽空腹血的化验，大部分是做生化检验的项目。例如肝功能、血糖、蛋白质、脂类与各种电解质，生化检验的各项正常值，都是以正常人的空腹血所测得的数值用统计学方法处理后求得的。空腹血是指人体清晨没有吃饭前、距离前一次进食 12~14 小时所抽取的静脉血。由于吃饭后 12~14 小时胃肠的消化与吸收活动已基本完毕，因而血液中的各种生化成分比较恒定。此时测得的各种数值可以比较真实地反映人体的生化变化，进而有助于疾病的诊断。但是，如果在进食后采血，则会因为食物消化的影响而无法对检验结果进行准确判断，这是由于以下两种原因所致。

（1）进食后，由于消化系统的消化与吸收，血液中的生化成分如糖、蛋白质、脂类与各种无机离子等呈现暂时性的变化，因此用这种血液标本测得的各项结果，无法与空腹血所测得的正常值进行比较，因而也就无法获得准确的临床判断。

（2）空腹血的血清呈淡黄色，并且清亮透明。饭后抽取的血液其血清常是微浑，或在血块上面有一灰白色的块状物，因而影响生化检验结果。有的献血员或患者在献血或采血化验的前一天晚上，进食较多的肉类食物或肉汤，在第二天采血时则所采得的血液呈乳糜状血，因而使采得的血无法用于输血或进行生化检验。所以，做生化检验时必须采空腹血，而空腹血的采集时间一般为早晨 7 点钟左右，在特殊需要时也可以在清淡饮食后 6 小时采血化验。但做血脂检验时，必须在餐后 12 小时才可以采血。

（一）经尿道膀胱肿瘤电切术

11. 手术后吸氧的氧气流量是越大越好吗？

吸氧时不是氧气流量越大越好，有些情况下高流量吸氧反而

7

对患者不利。例如，慢性阻塞性肺病急性发作时就必须以低流量（1~2升/分）给患者吸氧，慢性心力衰竭急性发作要加大流量吸氧，氧流量为3~5升/分。还要注意，医学上定义：吸氧浓度（特指肺泡中氧气浓度）在30%以下，为低浓度；吸氧浓度在30%~50%，为中浓度；吸氧浓度在50%以上为高浓度。吸入高浓度氧气（浓度50%以上），连续2天就有可能氧中毒。吸入氧气浓度高于80%，12小时内就有可能氧中毒。合理的吸氧浓度，也是最符合肺泡中氧交换的浓度是24%~33%。全麻手术后患者的呼吸肌功能未完全恢复，因此建议采用低流量吸氧。无论是治疗还是保健，流量都不要超过5升/分。吸氧浓度=[21+4×氧流量（升/分）]×100%。

12. 吸氧时有哪些注意事项？

氧气是易燃易爆品，使用时要注意用氧安全，切实做好"四防"，防火、防震、防油、防热。患者吸氧过程中，应当先将鼻导管取下，调节好氧流量后，再与患者连接。停止吸氧时，先取下鼻导管，再关流量表。吸氧时，注意观察患者脉搏、血压、精神状态、皮肤颜色等情况有无改善，及时调整用氧浓度。持续鼻导管吸氧者，需每日更换鼻导管，并及时清除鼻腔分泌物，防止鼻导管堵塞。氧气瓶吸氧者要注意压力警戒线，

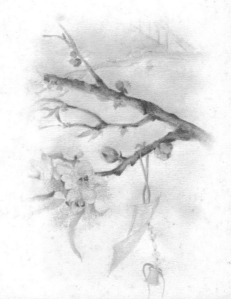

低于警戒线必须更换氧气瓶。

13. 患者手术后为什么要留置导尿管？

经尿道膀胱肿瘤电切术（简称 TURBT 术），是借助内镜切除膀胱肿瘤，术中并没有传统意义的针线缝合。主要并发症之一是出血和血块积存。术后尿液引流不畅，黏膜及膀胱平滑肌过度膨胀，膀胱扩张，可能会使膀胱内的结痂脱落，导致出血等并发症。因此，膀胱癌术后患者必须要留置尿管，并且保持引流通畅，不随意夹闭导尿管。

14. 留置的导尿管会掉出来吗？

首先我们来了解一下导尿管的构造。无论是三腔的还是双腔的尿管前端都会有一个水囊，与此对应尿管尾部会有一个指定的腔室接头。尿管在膀胱内的固定是通过在该接头注入一定量的生理盐水使尿管前端的空囊充盈为水囊，从而卡在膀胱的尿道内口处，以保证尿管位置的相对固定，因此，患者正常活动尿管不会脱出。但当水囊充盈太小或老化水囊破裂时，尿管会自动掉出来，这样的情况临床上极为少见。如一旦出现尿管自动脱出，需要医生检查患者是否有尿道损伤。

15. 手术后一般多长时间拔除导尿管？

留置的导尿管一般在手术后 1 周左右拔除，这主要利于膀胱伤口的愈合。对于肿瘤较小、没有膀胱刺激症状、术后一直无血尿、女患者月经期，医生也会酌情提前拔除尿管。

16. 患者带着导尿管，会不会容易并发感染？

导尿管作为异物会使局部发生炎症反应，削弱泌尿生殖道的抗感染能力。同时，导尿管的插入常常会对患者尿道黏膜的完整性造成物理性破坏，而完整的尿道黏膜可以抵御病原的侵袭，所以天然屏障的破坏会增加病原感染的机会。但是，患者也不必过于担心，只要正确维护，大部分的患者不会出现感染。

17. 患者的导尿管还没有拔除，可以出院吗？

膀胱肿瘤患者电切术后，早期拔除尿管可能会引起患者出血，因此患者需要带导尿管出院。出院后只要保持尿管引流通畅，掌握正确的观察、维护方法，遵照医生嘱咐按时回医院拔除尿管就可以了。

18. 患者每天需要消毒尿道口吗？

带导尿管回家的患者，可以每日用生理盐水或 10% 的碘伏稀释液清洁尿道口 2 次，保持会阴部的清洁。不要使用酒精等强刺激性的消毒液消毒会阴黏膜。

19. 患者携带导尿管期间，如何进行日常活动？

（1）患者应多喝水，每日最少 2000 毫升，要使每天尿量达到 2000~3000 毫升，利用尿液冲洗膀胱。pH 值在 6.5~7.0 的尿液不适宜细菌生长，因此可食用碱性食物，也可使用药物如小苏打片，以调整尿液 pH 值，减少感染发生率。

（2）保持引流系统的密闭和通畅。尿袋放置要保持低于尿道和膀胱，平躺时尿袋挂在床边，行走时尿袋应低于膝盖水平，防止尿袋中的液体倒流；同时及时倾倒尿液，随时观察尿液颜色、量和浑浊度。

（3）每日用生理盐水或 10% 的碘伏稀释液清洁尿道口 2 次，保持会阴部的清洁。如出现尿道口发红、肿痛、分泌物增加等情况，应及时到医院就诊。

20. 患者手术后需要卧床吗？

术后患者不宜长期卧床休息，因为这将增加肌肉丢失、降低肌肉强度、损害肺功能及组织氧化能力、加重静脉淤滞，甚至导致血栓形成。经尿道膀胱肿瘤电切术后的患者，在麻醉完全清醒后即可床上翻身活动，术后 6 小时可以半坐。

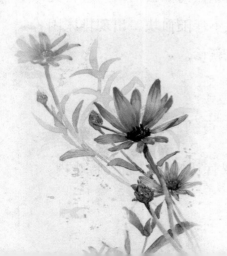

21. 为什么部分患者术后会有尿道口疼痛感？

患者电切术后出现尿道口疼痛一般有两种原因，一种是内镜经过尿道及尿管留置后局部尿道的炎性反应；另一种是膀胱刺激症状。大部分患者在多饮水、多排尿后症状会缓解。如症状不缓解需要采取抗炎、解痉药物的治疗处理。

22. 患者手术后拔除尿管以后为什么不要憋尿？

膀胱癌患者手术后拔完尿管不能憋尿和手术后留置导尿管的作用一样，都是为了防止膀胱过度充盈，预防手术后出血的并发症。

23. 患者手术后回家出现了血尿该怎么办？

患者术后回家，尿色出现淡红，可能是膀胱内创口结痂脱落导致，可以多饮水多排尿，或适当服用止血药如云南白药进行处理。尿色红或尿色鲜红血性，伴随或者不伴随血块，出现排尿困难，尿液不容易排出，必须马上回医院就诊。

24. 什么是膀胱内药物灌注治疗，有何作用？

膀胱内药物灌注治疗是医生将导尿管从尿道口插入膀胱内，

将药物直接注入膀胱后进行治疗，药物在患者膀胱内保留一定时间后，自行将混有药液的尿排出体外。膀胱内灌注药物是膀胱癌保留膀胱手术术后预防膀胱癌复发的主要治疗手段。

25. 化疗药物进行膀胱灌注与全身化疗一样吗？

膀胱内药物灌注是只将药物注入膀胱，待药物在膀胱内保留一定时间后，将混在尿液中的药物排出体外，属于腔内化疗，副作用小，与静脉输入或口服化疗药的全身化疗不同。

26. 膀胱灌注药物前需要注意什么？

患者膀胱灌注药物前 6 小时禁水，灌注前应清洗会阴，排空膀胱，保证膀胱内的有效药物浓度，但患者发热、腹泻或有严重的尿路刺激症状应停止灌注，待症状减轻，经医生评估后再进行灌注。

27. 膀胱灌注后应怎样护理？

膀胱灌注后应适时变换体位，以保证膀胱壁各部分均能接触到药物。待药物排尽后应多饮水，饮水量每天不少于 2000 毫升，其目的是加速尿液生成，起到生理性膀胱冲洗作用，以保护膀胱黏膜，避免造成化学性膀胱炎、尿道炎。日常生活中应适当活动，增强机体抵抗力；注意个人卫生，保持会阴部清洁；同时加强营养，要多吃优质高蛋白、高热量及高维生素并且清淡易消化的食物，忌烟、酒、咖啡及辛辣刺激性食物。

28. 患者药物灌注后如何促进药物的排出？

药物灌注后需多饮水，适量运动，可选择西瓜、冬瓜及海带等利尿食物，以增加尿量及排尿次数，冲刷膀胱内壁，彻底排空残余药物。

29. 患者膀胱灌注后出现尿频、尿痛怎么办？

大部分患者膀胱灌注后无明显的不适感觉，但少部分可有灌注反应，如尿频、尿急、尿痛和血尿等，多数不良反应在多喝水多排尿后可自行缓解。如出现发热、严重尿路刺激、鲜红色血性尿等，提示有尿路感染、化学性膀胱炎、出血等可能，需要立即与医生沟通进行及时处理。

30. 患者膀胱灌注后尿频尿痛很严重，需要坚持吗？

患者应该到医院进行全面的检查，如果是出现化学性的膀

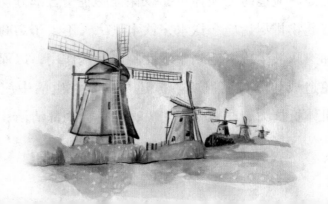

胱黏膜炎，只需要多饮水多排尿，必要时可用消炎药、延长灌注间隔时间等进行处理。医生会根据病情严重程度决定是否需要进行继续灌注治疗或换药灌注，同时应除外肿瘤复发的可能。

31. 女性患者月经期能做膀胱灌注吗？

女性患者月经期身体抵抗力相对低下，灌注会增加尿路感染的风险，因此应暂缓膀胱灌注。

32. 患者膀胱灌注化疗药后，会出现掉头发吗？白细胞会降低吗？

目前膀胱灌注的化疗药物，很难被膀胱黏膜吸收入血，因此一般不会出现如呕吐、掉头发、白细胞减少和肝肾功能损害等全身化疗的不良反应。

33. 膀胱灌注过程中需要特别补充营养吗？患者如何调整饮食？

膀胱灌注后一般多无消化道症状，但应嘱患者吃容**易消化**、

易消化食物：米粥、面条、面片等。

高营养、高维生素的食物及新鲜的蔬菜、水果；多喝水；戒除烟酒，忌食辛辣等刺激性食物，并保持大便通畅。

34. 因患者其他健康原因延误预期的膀胱灌注，对治疗效果有影响吗？

膀胱灌注化疗药是一个长期、频繁的治疗过程。一般一个周期是每周 1 次，共 8 周，随后每月 1 次，共 10 次。治疗过程中常常会因身体健康问题而中断用药。主要分为以下两种情况：一种是灌注治疗中出现严重的药物不良反应不得不停药。膀胱灌注化疗的主要副作用是化学性膀胱炎，灌注期间出现严重的膀胱刺激征时，应延迟或停止灌注治疗，以免严重影响患者的生活质量。所以当患者出现严重的膀胱刺激症状时，医生就会建议患者暂停灌注。另一种是自身抵抗力低下不得不停药，如患者出现发热、腹泻、呼吸道感染及处于月经期等，膀胱灌注应暂停。因为此时身体抵抗力相对低下，灌注会增加感染、出现化学性膀胱炎的概率。目前尚无明确证据暂停膀胱灌注会影响疗效。具体停药时间要在专业医生的指导下根据患者身体情况来确定。

35. 膀胱癌复发后再次术后膀胱灌注仍有效吗？

除肿瘤较大的、反复复发的、有肌层浸润的膀胱尿路上皮癌

高营养食物：牛奶、肉制品、豆制品等。

高维生素食物：全麦面包、燕麦片、有叶或有茎蔬菜、水果等。

患者外，部分复发患者可再次选择进行经尿道膀胱肿瘤电切术。对手术后继续行化疗药物膀胱灌注的患者，医生会根据患者病情考虑是否换用不同种类药物进行灌注治疗来预防复发，以便减少肿瘤细胞的耐药性，疗效仍较肯定。

36. 为什么卡介苗能作为膀胱癌术后的灌注药物？

膀胱腔内注入卡介苗治疗后明显降低了膀胱癌患者术后的复发率，延长了肿瘤的复发时间，其疗效甚至优于一般化疗药物。卡介苗能够预防膀胱癌手术后复发的准确原因虽然还在继续研究中，但目前大量的研究认为卡介苗主要通过诱发膀胱内局部免疫反应和全身免疫反应来杀灭肿瘤细胞。目前在国外，卡介苗是中高危膀胱癌或多次复发的膀胱癌患者电切术后的首选灌注药物。

37. 患者膀胱灌注卡介苗后，可能会有哪些不良反应？

一般而言，采用卡介苗膀胱腔内灌注预防膀胱癌术后复发要比一般的化疗药物灌注疗效好，但其产生的不良反应也明显比其他腔内化疗药物高，因此并非所有膀胱癌电切术后都建议膀胱腔内灌注卡介苗。膀胱炎是最常见的局部反应，约90%患者灌注后会出现不同程度的尿频、尿急、尿痛等膀胱刺激症状。一般在灌注后几个小时便会产生，在2~3天后逐渐减轻，也有持续1周左右的。有的患者有明显的排尿终末痛。血尿一般较轻，但也有可能有小血块产生。连续灌注会加重局部不良反应，通常在灌注 3~4 次后反应最明显。患者在卡介苗灌注后需要多饮开水，增加尿量，尽量减轻对膀胱的刺激症状。患者出现轻度的尿频、尿急、尿痛等膀胱刺激症状后，一般不需要特殊处理。

38. 卡介苗膀胱灌注后患者会不会得结核病？

患者膀胱灌注卡介苗后，部分患者会出现严重的不良反应，与患者机体对卡介苗反应过激或卡介苗播散到全身造成其他器官感染结核有关，发生率 7% ~ 10%。如果患者灌注后发生高热、血尿则应停止灌注，及时就诊，以免引起严重的不良反应。

39. 使用卡介苗行膀胱灌注后，对排出的尿液怎么处理比较妥当？

患者使用的卫生间尽量有窗户或排风系统。排尿时不要排到马桶外。排尿后盖马桶盖反复冲水两次。下水道最好连接污水处理系统。

40. 患者术后多长时间可以进行性生活？

经尿道膀胱肿瘤电切术对患者全身功能损伤较小，加之性生活与膀胱肿瘤没有明显的相关性，因此在没有血尿及特殊不适的情况下患者就可以过性生活。一般建议患者在术后 1 个月再开始。

41. 患者术后多长时间可以参加体育锻炼？适合什么运动？

按照人体生理学讲，术后 7~15 天之内可以进行简单、轻微的锻炼，如快走、慢跑等，时间不宜太长。建议患者术后如无特殊不适，一般 1 个月后可以开始进行正常体育锻炼。

42. 患者术后出院能进行哪些体力劳动？

患者术后出院便可进行日常活动，如洗衣、做饭和适量的家务劳动。术后 1 个月内避免重体力劳动，如长途开车、长时间手提重物等。

（二）膀胱部分切除术

43. 术后如何能促进患者排气？

患者术后应增加活动，以促进肠蠕动而达到排气的目的。活动时伤口有点痛是正常的。通常我们采取床上翻身活动、坐起、床边站立、行走的几个步骤，逐渐增加活动量，使患者在术后逐步做到正常行走。还可以以顺时针方向揉肚子，帮助肠蠕动。

19

44. 手术后发热是正常的吗？

人体正常腋下体温在 36.5℃ 左右，大部分手术患者术后均有不同程度的发热，因为手术后身体多少都有一些炎症反应。发热是一种身体的自我保护行为，可以应用一定量的抗炎药，并且辅助物理降温。当然，还要看具体情况，如果发热体温低于38.5℃，并且持续时间不长，就不需要退热药，如果体温较高（超过 38.5℃），就需要物理降温和药物降温并用的方法。

45. 如何使用水银体温计测量体温？

测量腋下体温时需要注意以下几点：①检查体温表的完整性，将已消毒或清洗过的体温计甩至 35℃ 以下；②将腋下皮肤汗液擦干，如腋下皮肤有破损或伤口，应换另一侧测试；③将体温表的水银端放入腋窝中间处并紧贴皮肤，体温表水银端不能暴露在外，然后测量体温侧肢体屈臂过胸夹紧，测试 5~10 分钟后取出；④视线与体温计刻度水平读数；读数后要及时将体温计的

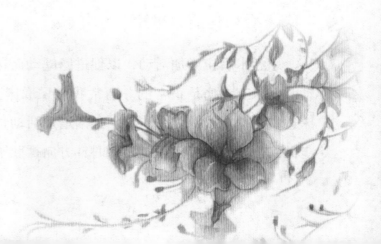

水银甩至 35℃以下；⑤人体正常腋温在 36.5℃左右，一天 24 小时体温会有一定的波动，一般早晨体温偏低；人体体温会有一定的个体差异，但差异不会很大；应避免在喝热水、进餐、吃冷饮、沐浴、剧烈运动后及情绪激动时测量体温，应休息半小时后再进行测量。

46. 如何做物理降温？

物理降温分为局部降温和全身降温，局部降温包括使用冰袋、冰帽；全身降温包括温水擦浴、酒精擦浴、使用冰毯机。局部降温中，我们最常使用的是冰袋，使用冰袋时要先检查冰袋有无破损，检查患者用冷部位皮肤有无破损，避免患者皮肤和冰袋直接接触，冰袋可用小毛巾包裹，或者隔有衣物；冰袋应放置在前额、头顶部和体表大血管流经处（颈部两侧、腋窝、腹股沟、腘窝等处）；禁止放置在心前区、枕后、足底、腹部等处；用冷时间最长不超过 30 分钟，随时观察局部皮肤情况，确保患者局部皮肤无发紫、麻木及冻伤，如有异常立即停止用冷。30 分钟后测量患者体温。全身降温常用温水擦浴和酒精擦浴，温水擦浴方法：盆中盛 32~34℃温水，毛巾浸在水中拧至半干，擦拭患者双上肢、腰背部、双下肢，擦至腋窝、肘窝、手心、腹股沟、腘窝处稍用力并延长停留时间，以促进散热；环境安静整洁舒适、室温适宜、关闭门窗。酒精效果强，操作方法同温水擦浴法，酒精浓度 25%~35%，对酒精过敏和有出血倾向、高热患者禁用。

47. 一般情况下术后疼痛会持续多久？

膀胱部分切除术后，伤口疼痛时间 2~3 天就可缓解，一般术后会带着镇痛泵，这是一种微量泵，镇痛药物会持续不断地从静脉通道泵入身体，疼痛不会非常明显。镇痛泵使用时间一般 2~3 天。如果是术后膀胱痉挛引起的疼痛，会持续 4~5 天，前面的镇痛药物使用完了，可以多喝水以缓解痉挛。如果痉挛剧烈，并且伴有血尿，尿色鲜红，这时会遵照医嘱给予膀胱持续冲洗，保持尿管通畅，疼痛会有所减轻，必要时根据医嘱给予药物缓解痉挛性疼痛。

48. 膀胱部分切除术后多长时间可以拔除引流管？

患者膀胱部分切除和淋巴结清扫后，一般会有一根耻骨后引流管和一根尿管。引流管多长时间拔掉，要根据患者具体的手术情况、引流量和颜色而定。一般情况下，术后第一天引流量会多一些，在 100~150 毫升，随后几天会逐渐递减，当引流量少于 10 毫升时，一般 3~5 天即可拔除引流管。

49. 膀胱部分切除手术后一般多长时间可以出院？

膀胱部分切除是一种保留膀胱的手术，术后出院时间要根据患者一般情况而定，膀胱部分切除后，留有耻骨后引流管和尿管，还有下腹部伤口，需要等伤口愈合，引流管和尿管拔除后，才能出院，一般需要 7~10 天。如果伤口不愈合或者引流管不能拔除，或尿管需要较长时间放置，就需要继续住院观察。

50. 膀胱部分切除手术后也需要行膀胱灌注吗？

膀胱部分切除术是保留膀胱的一种手术方式。一般保留膀胱的手术术后均需进行膀胱灌注治疗来预防膀胱内肿瘤的复发。待患者伤口愈合即可开始灌注治疗。灌注治疗的周期是 1 次/周，共 8 次；以后 1 次/月，共 10 次。灌注治疗期间出现血尿、严重的尿路刺激症状，需要及时与医生沟通，判断是否需要中断、延期灌注或换用药物。

51. 术后患者存储尿量是不是就少了，容量还够吗？

膀胱部分切除术后，患者的膀胱容量肯定会缩小，但是大多数患者手术后仍可储存一定量的尿液，并可正常排尿。若膀胱切除范围较大，手术后患者短期会有尿频、每次排尿量少的症状。但这是暂时的，膀胱的再生能力很强，一般膀胱是可以**代偿扩大**的，术后通过一段时间的憋尿训练后可恢复到一定的容量状态，排尿正常。

膀胱代偿扩大：一般指通过加强膀胱的功能以适应或补偿生理或病理情况下储存尿液的需要，而伴随的膀胱功能加强和体积增大。

52. 患者术后憋尿会不会导致膀胱破裂？

大多数情况下憋尿不会导致膀胱破裂，过分膨胀的膀胱如果遭受外力打击，膀胱破裂的可能性就比较大。笔者主张及时排尿。憋尿会引起尿路感染、尿道炎、膀胱炎，甚至诱发膀胱癌或者尿毒症。经常性或持续性地憋尿，膀胱肌肉会逐渐变得松弛无力，收缩力量变弱，于是会出现排尿不畅、排尿缓慢等现象，并有可能造成神经元永久地受损，引起反流性肾盂肾炎，时间长了会导致肾脏实质结构的损害。

53. 膀胱部分切除术后会影响性功能吗？

一般来讲是不会影响性功能的。膀胱部分切除术和淋巴结清扫术，只切除部分膀胱和区域淋巴结，对患者性功能基本上无影响，因此不影响手术恢复后的性生活能力。

54. 患者术后会出现尿失禁吗？

一般来讲，不会出现**尿失禁**。患者行膀胱部分切除后，拔除尿管会出现尿频、尿急等症状，这是因为之前带有尿管，膀胱括约肌不工作，拔除尿管后，膀胱括约肌能力较弱。等膀胱功能逐

尿失禁：是由于膀胱括约肌损伤或神经功能障碍而丧失排尿自控能力使尿液不自主的流出。

渐恢复，尿频就会好转。

55. 术后伤口发痒正常吗?

我们常常有这样的感受，当皮肤划破后，经过一定的时间伤口处就会痒得难受。有经验的人就知道，不久伤口就愈合了，这是伤口快要好的一个信号。如果伤口较大，深达真皮的伤口，快愈合时也会发痒，这是因为较深伤口愈合是由一种新的组织补上去的，这种组织叫结缔组织。新生的血管和神经都要长出结缔组织，新生的神经容易受到刺激，因为神经敏感，就会产生痒的感觉。伤口发痒是暂时现象，不必做特殊处理，随着时间的延长，伤口发痒的现象会逐步消失。伤口发痒不宜搔抓、以衣服摩擦，或以热水烫洗伤口，以免加重痒感。

56. 术后洗澡可以用沐浴露或香皂吗?

术后洗澡可不可以用沐浴露或香皂，首先要看伤口愈合状况，一般愈合良好，无红肿、疼痛、化脓等，拆线 7~14 天就可以洗澡。洗澡时需注意水温适宜，可以用沐浴露和香皂，但不要用力揉搓伤口，伤口局部也不应浸泡时间过长，毕竟局部刚愈合，伤口皮肤较薄，长时间浸水容易引发感染，一般主张采用淋浴的方式，避免盆浴。其次，要看患者身体恢复情况，体质弱的患者洗澡时需有人陪伴，且时间不宜过长。

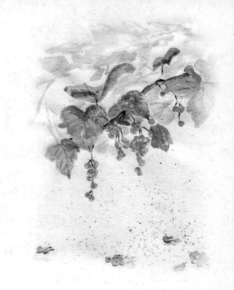

57. 伤口有点渗液怎么办？

　　伤口缝合完成后，在愈合过程中可能会有少量渗出，这是正常的。但当伤口存在**脂肪液化**或感染时，渗出的量会明显增加，甚至伴有局部伤口的红、肿、热、痛。如果渗出量大，且伴有红、肿、热、痛的情况，应及时告知医生进行伤口的处理。

58. 伤口周围有一种麻木的感觉，怎么办？

　　手术后伤口周围麻木、感觉异常是常见的现象，因为做切口时，肯定会导致控制皮肤感觉的皮神经损伤，这种情况会存在一段时间，以后会逐渐减轻直至消失。

59. 手术伤口的缝合方式有哪些？

　　手术伤口常用的缝合方式有三种：缝线、皮肤粘合器、皮

　　脂肪液化：由于切口的皮下脂肪较厚，术中切口暴露时间过长，或由于热损伤引起的凝固作用使本身血运较差的肥厚脂肪组织血液供应进一步发生障碍，术后脂肪组织发生无菌性坏死形成较多渗液影响切口愈合。

钉。医生会根据患者的身体状况选择合适的缝合方式。

60. 什么是拉皮器？与原来的缝线有什么区别？

拉皮器又称为无针缝合器，由固定伤口两侧皮肤用的胶粘带和连接两侧胶粘带的自锁器组成。通过调节缝合棘条的长短，提供闭合伤口所需适宜的缝合张力，促进伤口自然愈合。无针缝合器采用最新的无针、无创表面缝合技术，能避免常规针线缝合时带来的皮肤缝合创伤、缝线异物刺激，能避免伤口出现难看的"蜈蚣足"瘢痕，能减少伤口感染、减轻伤口疼痛，能提高伤口愈合质量。伤口缝合简便快捷，不需拆线。

61. 术后感觉体力下降，活动就头晕，正常吗？怎么办？

任何手术治疗对患者的身体都有一定程度的创伤，伤口疼痛、长时间卧床、营养不良等都会导致患者自觉体力下降，但是患者在逐步增加活动及饮食恢复正常后，体力会渐渐恢复；长时间卧床后下床时体位改变引起直立性（体位性）低血压，导致头晕，在增加活动后也会逐渐缓解。总之，只要护士为您测量生命体征正常，各项检查没有异常，术后感觉体力不支是很常见的，不用太过担心，慢慢会好起来的。

27

62. 如何预防下肢静脉血栓的发生，可以采取哪些措施？

下肢静脉血栓形成的危险因素是高凝状态、血液滞缓、静脉壁的损伤，其并发的肺栓塞是导致外科手术死亡的最主要的原因。目前预防下肢静脉血栓的方法包括机械性预防和药物预防。机械性预防包括按摩下肢、早期下床活动、穿抗血栓弹力袜、使用间歇性压力泵等，主要通过促进下肢血液循环预防下肢静脉血栓；药物预防是指通过应用一些抗凝药物预防下肢静脉血栓。医护人员会根据患者发生下肢静脉血栓的可能性来决定采取哪些方法。

63. 抗血栓弹力袜的原理是什么？

抗血栓梯度压力带（抗血栓弹力袜）按照梯度递减原理设计，可实现从脚踝部开始向上到腹股沟递减的压力梯度效果。其作用：①可降低静脉的扩张，继而减少血管内膜破损，减少静脉血栓形成。②可明显加快浅、深静脉血流，速度达到138%，可直接减少血液淤滞、静脉扩张及血栓形成。③可增强瓣膜功能，从而减少血液淤滞，减少血栓形成。所以抗血栓梯度压力带大大减少下肢静脉血栓及肺栓塞的发生率，从而减少手术的死亡率，是一种最安全、简便、无副作用的预防血栓形成的措施。

64. 患者手术后回家还需要穿防血栓弹力袜吗？

医用弹力袜是一种具有促进静脉血液回流心脏功能的产品。在脚踝部建立最高支撑压力，顺着腿部向上逐渐递减压力的这种递减变化可促使下肢静脉血回流，有效地缓解或改善下肢静脉和静脉瓣膜所承受压力，防止静脉血栓的形成。手术后，由于活动量小，为预防下肢静脉血栓，通常我们会在术前一天或手术当天开始穿弹力袜，什么时候不需要穿弹力袜其实没有特定的时间，主要取决于患者的活动量，什么时候能基本恢复到术前的活动状态，基本就可以不需要再穿弹力袜了，在此之前推荐患者晨起将弹力袜穿好，晚间入睡前取下袜子。正确穿弹力袜对患者很重要，可以在外出旅游、逛街、长期站立时穿，对下肢循环是有利的。

弹力袜一般需要穿到手术后 3 个月。如果护士给患者发了腿长型和膝长型两双弹力袜，那么，当患者每日下床活动时间大于 4 小时，可由原来腿长型换为膝长型弹力袜。

65. 弹力袜如何保养？

弹力袜在预防静脉血栓方面有非常重要的作用，因此，患者回家后应该注意保养，具体保养方法。

（1）每天洗澡时脱去压力带，观察皮肤情况，停止使用不应超过 30 分钟。

（2）每2~3天用40~60℃水清洗。清洗时不要使用羊毛脂软膏。室温晾干或用中低温度烘干机烘干。

（3）正确的维护，压力带可使用2~3个月（洗20次左右）。注意在穿脱弹力袜时不要让首饰或指甲刮伤弹力袜。

66. 什么是良好睡眠？

睡眠时间长并不意味着睡得好。除了睡眠的量之外，更重要的是睡眠的质。良好的睡眠可表现为以下几方面。

（1）能在10~20分钟入睡；睡眠中不醒或偶尔醒来又能在5分钟入睡。

（2）夜间睡眠没有惊梦，做梦醒后很快忘记；睡眠中没有异常行为等。

（3）睡醒后精力充沛，没有疲劳感。

67. 手术后睡眠质量变差，正常吗？应该如何应对？

手术创伤、伤口疼痛、生活状态的改变以及心理压力等都会影响睡眠质量。患者手术后回家，需要放松心情，建立规律的生活习惯，如晨起不赖床，午睡时间不宜过长或过晚，定时上床睡觉，必要时可遵医嘱服用药物；日间适量活动；睡前不饮用茶水或咖啡等，不宜情绪剧烈起伏或剧烈运动等；逐步建立规律的生活习惯，睡眠质量会逐步恢复。

（三）根治性全膀胱切除手术后的尿流改道与
尿路造口相关护理

68. 膀胱癌全膀胱切除手术后为什么要尽早活动？

由于手术创伤的打击，精神和体力的消耗，加之有的患者害怕起床活动会影响伤口愈合，一般患者手术后都愿意静卧休息。其实，尽早活动可使患者机体各系统功能保持良好的状态，预防并发症的发生，促进术后身体的康复，那么早期活动有什么好处呢？

（1）早期活动可以增加患者的肺活量，促进呼吸和肺扩张，可减少肺炎、肺不张的发生；促进血液循环，防止下肢静脉血栓形成；避免因肢体肌肉不活动导致的肌肉萎缩；促进胃肠蠕动和排气，减轻腹胀和便秘；活动还可以增进患者食欲，有利于身体恢复。

（2）手术后当天，患者即可在床上进行深呼吸、四肢屈伸等活动，并在他人协助下翻身。次日可在协助下于床边扶坐，无不适可扶床站立，室内缓步行走。活动时要掌握循序渐进、劳逸结合的原则，逐渐增加活动范围和活动量。避免没有准备突然站立。感觉头晕、心慌、出虚汗、极度倦怠时应及时休息，不可勉强活动。

69. 患者手术后为什么会出现腰痛？

患者术后出现腰痛的原因很多，常见的原因可见于肠道因素、尿路因素、腰肌劳累。

（1）肠道因素：由于胃肠功能尚未恢复，胃肠蠕动慢导致肠胀气、肠道不通甚至肠梗阻，引起腹部及腰背部胀痛。

（2）尿路因素：主要见于尿路感染、肾盂输尿管积水引发的腰部疼痛。

（3）腰肌劳累：主要见于长期卧床、床垫不舒适导致的腰背酸痛。

70. 回肠代膀胱手术（新膀胱）后，能正常排尿吗？

回肠代膀胱术后能否正常排尿，关键在于新膀胱的功能训练。由于回肠壁很薄，比膀胱逼尿肌功能差，并且缺乏压力感受神经，手术后容易发生无张力扩张，出现尿潴留，因此要明白自我护理的重要性，并掌握自我排尿的方法。排尿主要靠增加腹部压力排尿，有意识地进行肛提肌训练可在术后 3 周开始，膀胱完全愈合后尽可能地多憋尿，以训练新膀胱的伸缩性，白天 2~3 小时排尿 1 次，可蹲着排尿，增加腹部压力，靠腹压排尿；夜里 3~4 小时排尿 1 次。随着不断地进行功能锻炼，使排尿可以达到基本正常状态。

71. 患者新膀胱手术后能憋多少尿量？

手术后初期新膀胱的贮尿功能很差，待新膀胱完全愈合（一般术后 3 周开始），开始进行贮尿功能锻炼，使膀胱容积逐渐增加到 400~500 毫升的理想容量，一般不建议超过 500 毫升。白天 2~3 小时排尿 1 次，夜里 3~4 小时排尿 1 次，练习憋尿时不要刚一出现尿液滴沥时就去排尿，最好尽可能再憋一会儿，以达到扩张新膀胱的作用。在练习憋尿初期有可能会出现尿失禁，但随着不断的练习，新的膀胱将会达到理想的膀胱容量。

72. 患者没有尿意也要定时排尿吗？

新膀胱与大脑之间不存在神经反馈，因此大脑对尿意并不是很敏感，但这并不代表着没有尿。肾脏源源不断地产尿，既然有尿产生就要有尿排出，因此患者需要定时排尿，保证尿液正常排出，避免引起尿失禁、尿路感染及肾积水。

73. 患者忘记定时排尿会造成什么后果？

患者长时间不排尿导致新膀胱过度充盈是新膀胱手术后出现严重并发症的原因，忘记定时排尿最有可能引起的就是尿失禁或尿潴留，由于新膀胱贮尿功能有限、排尿及对尿的控制功能失调，新膀胱的感觉功能差，导致尿液不自主地流出或难以排出导致潴留。手术后尿液排出不畅可导致尿路的细菌增殖、尿路感染，同时大量的尿液潴留有可能会导致尿液反流、肾积水、漏尿，甚至新膀胱破裂，因此一定要保持排尿的通畅和定时排尿。

74. 回肠代膀胱手术后，会出现尿失禁吗？

患者做回肠代膀胱手术后，前期由于新膀胱功能差，其贮尿功能差，贮尿容量小，并且新膀胱感知尿液功能差，患者基本处于无排尿感觉的情况下就出现尿液不自主地流出，出现尿失禁。尿失禁是可以避免的，随着对新膀胱功能的不断训练，增加其贮尿功能，并保证定时排尿的习惯，就可以避免尿失禁的发生。通常术后 3 周内会留置导尿管，3 周后开始进行新膀胱的锻炼，在锻炼初期会出现尿失禁，但患者经过坚持正确的训练，大部分可以避免出现尿失禁。

75. 患者出现尿失禁怎么办？

患者出现尿失禁的多发时期基本在新膀胱训练初期，为减少尿失禁对生活的影响，主要需要考虑以下几个方面因素。

（1）定时排尿：定时排尿，减少发生尿失禁的机会。

（2）避免尴尬：为避免出现尿失禁的尴尬，可以预防性地穿成人纸尿裤。

（3）保护会阴皮肤：保持会阴皮肤的清洁，避免出现尿液侵蚀。当出现尿液侵蚀时可适量使用专业护肤粉或皮肤保护膜来保护皮肤。

（4）衣物准备：随身带备用裤子、纸巾等，必要时可及时更换。

76. 患者新膀胱术后排不出尿怎么办？

新膀胱排尿主要依靠腹部压力完成，注意排尿姿势，术后早期首选蹲着排尿，在排尿没有障碍的情况下男性患者再逐步锻炼站立排尿，但要注意保护腹股沟区，避免腹股沟疝发生。对于通过各种方法，如按摩腹部、按压腹部等还无法排出尿液的，则需要进行导尿。

77. 患者自主导尿容易感染吗？

任何一种导尿形式都有可能导致感染，但是就目前数据表明自主导尿与他人导尿所发生的感染率并无明显差异，也就是说只要正确地实施导尿技术，保持尿管的清洁，自主导尿并不会增加感染的发生机会，因此在掌握导尿技术的情况下，患者可以进行自主导尿。

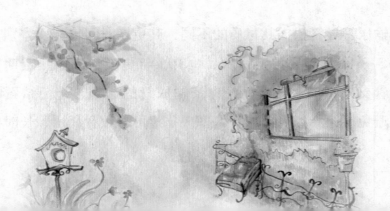

78. 患者回肠代膀胱手术后，能坐飞机吗？

如果患者术后身体恢复良好、伤口完全愈合的情况下，且无其他疾病，如心脏病、高血压等，乘坐飞机一般情况是没有问题的，但不建议长时间乘坐飞机。

79. 输尿管皮肤造口术后患者留置的输尿管导管会掉出来吗？

患者输尿管皮肤造口术后，身上留置的输尿管导管，上面成"钩子"状钩在肾盂内，将肾脏的尿液引出，如果不是大力牵拉一般不会脱出，因此要避免用力牵拉。输尿管导管随着使用时间的延长，在导管上会附着结石，导致导管硬化且极容易断裂而造成危险，因此建议患者尽可能多饮水，并且要定期更换输尿管导管，根据输尿管导管材料、使用时间决定更换时间，一般为3~6个月，甚至更长时间更换一次。

80. 输尿管导管长时间不换，会不会断在身体里？

输尿管导管根据其材质的不同，其更换时间也有所差别，基本在3~6个月需要更换一次，也有1年更换一次的。定期更换输尿管支架管的目的在于，保证输尿管的通畅、避免结石的产生，避免感染。如果输尿管堵塞或狭窄可导致肾积水，长时间不更换导管，导管上会附着结石，导管硬化，脆性增加就极容易被折断，因此必须定期更换输尿管。

81. 为什么输尿管皮肤造口术后患者需要长期留置支架管？

留置输尿管支架管目的在于保证引流通畅、预防狭窄、防止肾积水。一般情况下永久性的输尿管皮肤造口术后患者需要长期甚至终身留置支架管，但需要定期更换输尿管支架管，防止结石产生导致肾感染、积水，甚至出现输尿管支架管折断等危险因素的产生。

82. 输尿管皮肤造口会不会容易引起尿路感染？

引起输尿管皮肤造口尿路感染的常见原因有：糖尿病、长期卧床、导管管腔发生堵塞造成尿路梗阻、肾盂结石，不能按时清洁换药，未能按时更换输尿管导管等。如果能从常见原因上避免，将会在一定程度上降低感染率，因此建议患者控制好血糖、多饮水、注意全身营养状况、保持造口周围清洁、重要的是要定期更换输尿管导管等。

83. 尿路造口有哪些种类和特点？

尿路造口可分为回肠膀胱造口及输尿管皮肤造口。回肠膀胱造口实际上是游离一段回肠来代替膀胱，游离的回肠一端缝合，另一端开口于腹部皮肤表面而形成回肠造口将尿液排出体外；输尿管皮肤造口是将两侧输尿管通过输尿管导管经腹壁探出，从而将尿液排出体外的腹部皮肤造口。

84. 腹壁造口袋应如何更换？

尿路造口袋更换要遵循着一定的方法和原则，"佩戴→揭除→检查"。在操作前要准备好需要的物品（如造口底盘、造口袋、剪刀、卡尺、湿棉球或湿巾、干纱布或干纸巾、垃圾袋，又或者有造口粉、皮肤保护膜、防漏膏等），更换具体步骤如下：

（1）用温水清洁造口及周围皮肤，保持皮肤的干净和干燥（图1）。

（2）用造口卡尺测量造口大小或采用描摹方法（图2）。

（3）根据测量好的造口大小进行裁剪，直径比造口大1~2毫米（图3）。

（4）撕开保护纸，将造口底盘从下到上平整粘贴在皮肤上并用手轻压（图4）。

（5）将造口袋连接环从下到上与底盘扣紧，当听见"咔哒"声，说明袋子扣紧了（图5）。

（6）取造口袋：一手轻轻按压造口底盘，另一只手便可轻轻撕下造口袋（图6）。

（7）取造口底盘：用一只手按住皮肤，另一只手小心缓慢地自上而下将造口底盘掀除（图7）。

（8）观察造口及造口周围皮肤情况，如有异常及时处理或到造口门诊就诊。

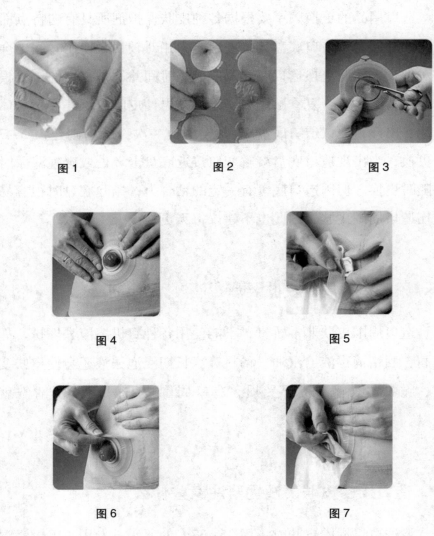

图1　　　　　　　图2　　　　　　　图3

图4　　　　　　　　　　　图5

图6　　　　　　　　　　　图7

85. 腹壁造口袋多长时间更换一次?

造口用品的更换频率要根据各种皮肤保护剂所具有的特点而决定，泌尿专用造口底盘其抗侵蚀能力相对较强，使用时间也会相对延长，因此更换造口底盘及造口袋时间并不是一定的，要根据使用情况而定，夏季出汗多，尤其是男性皮脂分泌旺盛，身体出油、出汗，建议造口底盘 2~3 天更换一次，冬季则建议 5~7 天更换，当出现造口底盘溶解变白接近底盘卡环处或出现漏尿时要随时更换。但因造口底盘有一定的粘合力，撕除底盘时很容易损伤造口周围皮肤，因此也不建议每天更换。

86. 尿路造口周围皮肤要消毒吗?

造口周围皮肤非常娇贵，不能使用各种有机溶液去擦拭，如碘酒、酒精消毒液、汽油、稀料等。长期浸泡尿液还会使皮肤变薄、脆弱、敏感，易于受损。造口周围皮肤只用清水清洗就可以。

87. 造口周围皮肤清洗需要注意些什么?

清洗造口周围皮肤时，用 35~37℃ 的温水，专用小毛巾浸湿后稍拧干，可以使用中性或弱酸性肥皂，最后还要把造口黏膜洗净。擦干皮肤，粘贴新的造口底盘、造口袋。注意不要用力搓，清洁干净即可。

88. 更换造口底盘时需要晾晒皮肤吗？

对于尿路造口来讲，这并不是什么原则问题。如果在清晨尿液分泌少时可以晾晒皮肤，如果没有条件晾晒或担心尿液分泌而导致晾晒工作很难进行的话也无需晾晒，因为底盘下的皮肤已经适应湿度和温度了。虽然揭除底盘后可能会有一些轻微发红、发痒，过一会儿就恢复了。因此，对于更换时是否晾晒皮肤，可根据患者的习惯和感受来决定，但是在输尿管导管未拔出前及输尿管皮肤造口，是不提倡输尿管导管在空气中长时间暴露的，否则有增加感染机会的风险。

89. 造口底盘使用应注意哪些方面？

造口底盘是贴在皮肤上起粘连保护作用的。首先，使用时裁剪要合适，不能过大也不能过小，过大者其露出皮肤易受尿液的腐蚀，过小会压迫造口黏膜引起坏死出血；裁剪好的底盘用食指指肚将其抚平，以免刺激造口黏膜增生；其次，粘贴时对准造口由下缘向上粘贴在造口周围皮肤上，周围按压紧密；最后，揭除时，要一手按住皮肤一手由上向下轻轻揭除底盘，避免暴力揭除而损伤皮肤。

90. 该如何更准确地裁剪造口底盘？

裁剪底盘一定要按照造口的形状和大小准确裁剪，过大过小都会损伤造口。裁剪前先测量造口上下径和左右径，在底盘背衬上标好后，用笔将 4 点连线即成造口的大小。每次将背衬留下作为下次裁剪的标识。

91. 对于不规则的造口，该如何裁剪底盘？

大多数造口都是不规则的，各有特点，一般来讲有圆形和椭圆形，如果形状过于特殊，找一张透明的塑料纸，贴在造口上，用笔按照造口的形状划出，裁剪好之后，放在造口背衬上画好线，再裁剪底盘就合适了。

92. 造口底盘"变白"后需要修剪吗？

造口底盘溶解后不需要修剪。应观察溶解的程度，超过

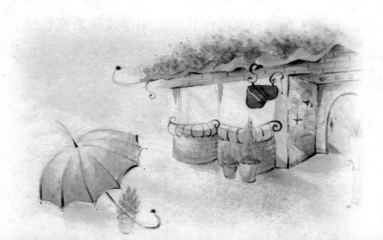

75%的粘贴面积就需要更换造口底盘，否则皮肤就容易受损，底盘也会脱落。另外底盘溶解的黏胶，用纸巾可以擦掉，不需要刻意修剪。

93. 造口周围有瘢痕，底盘贴不住怎么办？

造口周围皮肤上有瘢痕时，造口周围皮肤不平整，造口底盘无法贴服而导致漏尿，这种情况可使用防漏膏或防漏条填平瘢痕处再粘贴底盘。但如果瘢痕特殊请及时咨询造口治疗师或寻求医生的帮助。

94. 造口袋使用中注意什么？

造口袋用来收集尿液的，有多种样式和功能。最基本的类型使用过程中要注意安装造口底盘上是否牢固，锁扣是否锁紧；开口袋下方阀门要关紧或连接尿袋；如造口袋下方不连接尿袋，其造口袋的容量有限，三分之一满就要倒尿液，否则容易引起造口袋坠落。

95. 更好的造口袋，是不是能戴的时间长？

评价造口袋好与不好主要是看自身的使用感受，不是根据价格来衡量的。对于造口袋来讲，适合的就是最好的。造口袋的佩戴时间是根据天气、出汗程度及尿液情况而决定的，夏季天热通常 2~3 天更换一次，冬季气温低出汗少可以 5~7 天更换一次，造口袋使用时间通常与价格无关。

96. 造口袋能反复用吗？

造口袋一般是一次性使用，只有二件式尿路造口袋洗干净可以再用。清洗时使用凉水，可以用洗洁精清洗，冲干净后用衣物柔顺剂泡一下，挂在阴凉处晾干，备用。不能盲目追求节省，保护皮肤最重要。

97. 出院后，尿路造口患者需要佩戴造口腰带吗？

造口腰带是固定造口底盘的，尤其是使用凸面底盘必须使用腰带固定。如果不是使用的特殊底盘，可以不使用造口腰带，但活动、外出时推荐佩戴，增强安全感。

98. 腹壁造口为什么周围皮肤出现白色颗粒？该怎样处理？

尿路造口周围皮肤出现白色颗粒的主要原因是尿酸结晶，主要处理方法如下。

（1）可用 1：3 的白醋溶液（一份白醋、三份水）局部湿敷、清洗。

44　（2）指导尿路造口者每日应多饮水，每日大于 3000 毫升。

（3）可每日补充维生素 C 的入量（每日维生素 C>4 克）。

（4）如根据以上方法仍然不能有所改善，请及时咨询造口治疗师或寻求医生的帮助。

99. 腹壁造口周围为什么会出现皮肤红肿、破溃？该怎样处理？

尿路造口周围皮肤出现红肿破溃的原因很多，首先要寻找病因，常见因素有以下几种。

（1）过敏性皮炎：因造口周围皮肤对造口底盘黏胶产生过敏反应，出现造口周围过敏反应，红肿面积基本在粘贴面下，成环状多见。出现过敏反应建议更换造口产品，观察是否有好转。

（2）机械损伤性皮炎：主要是由于祛除造口底盘时用力过大，造成造口周围皮肤损伤而引发的炎性反应。建议局部清洗干净，使用造口护肤粉结合保护膜使用，祛除造口底盘时动作轻柔，一手祛除，一手扶住造口周围皮肤，避免牵拉。

（3）尿性皮炎：由于长时间尿液侵蚀，造成造口周围皮肤红肿、破溃、疼痛，这种情况首先要找出尿侵蚀造口皮肤的原因。一般情况下我们会考虑三个原因，一是造口底盘裁剪过大，造成尿液从造口流出后侵蚀到底盘未覆盖的皮肤表面；二是造口底盘更换不及时，底盘吸收尿液变白，形成胶冻状浸泡皮肤，而导致皮炎发生；三是造口低平甚至回缩，造口低于造口周围皮肤导致流出的尿液存储于凹槽内，长时间侵蚀就会造成尿性皮炎。

（4）造口周围出现皮肤并发症：除了配合使用护肤粉、防漏膏、保护膜，还应该注意：尿路造口在不同时期可能出现不同的并发症，对于造口周围皮肤问题，不是简单地应用护肤粉、防漏膏、保护膜就可以解决，如果出现了皮肤并发症而没有给予对症的处置，将会导致疾病的恶化，因此建议及时咨询造口治疗师，以免造成更大的损伤。

100. 造口周围的小红肉是什么？为什么出血？

造口周围的小红肉是增生的肉芽组织，触之易出血，常由两个原因引起：①造口底盘剪裁过小，经常有摩擦肠黏膜的现象；②长期有漏尿现象导致造口周围皮肤长期被尿液浸渍，反复发炎而导致肉芽增生。

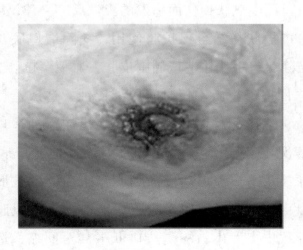

101. 造口黏膜出血怎么处理？

造口黏膜出血一般与以下几方面有关：①造口有过外伤，如摩擦、碰撞、清洗次数过多、清洗时用力过大或是使用的清洗布太过粗糙等原因造成肠黏膜损伤；②放疗或化疗损伤肠黏膜。发生了造口黏膜出血应该先去看医生，检查凝血功能是否有问题，再去看造口治疗师，分析出血原因，根据不同情况给予相应的护理指导。

102. 造口周围皮肤发炎了，能用酒精消毒再涂抹红霉素软膏吗？

对于造口来讲，一旦出现问题，重要的是找到病因，从根本上解决问题，以避免问题的再次发生。治疗造口周围皮肤发炎也是如此，最主要的是找出发炎的原因，不要自己涂抹药膏，这样即使发炎的皮肤好转了，但由于致使皮肤发炎的因素没有去除，过几天皮肤还有可能出现发炎的症状。建议造口周围皮肤出现问题不要盲目去处理，咨询造口治疗师或寻求医生的帮助。

103. 尿路造口患者饮食上需要注意什么？

尿路造口患者在饮食上并不需要特别的忌口，只要均衡饮食就好。为防止感染及肾结石的发生应多饮水、果汁，多吃蔬菜和水果，每天饮水量至少 2000 毫升，推荐 4000 毫升，可以喝点蓝莓汁或酸梅汁，回肠造口患者可减少回肠黏液分泌同时可以减少或避免尿酸结晶，输尿管皮肤造口患者多饮水有利于保持输尿管导管通畅，减少输尿管导管结石的产生，保证导管的使用寿命。

104. 尿路造口患者在穿衣方面需要注意些什么？

衣服以柔软、舒适为原则，不需要做特别的改变，但应避免穿紧身衣裤，以免压迫、摩擦造口，影响血液循环。如果患者的裤带压迫到造口，建议穿着宽松的背带裤。

105. 腹壁尿路造口患者可以洗澡吗？

能不能洗澡是造口患者非常关注的问题之一，有了肠造口，并不会剥夺您沐浴的乐趣，待手术切口愈合，无论您是粘贴着造口袋还是祛除造口袋，都可以正常沐浴，水不会经造口进入身体内，也不会影响身体的康复。如果患者使用的是一件式造口袋或是一次性造口袋，可以除去造口袋洗澡。如果是二件式造口袋，只要在底板与皮肤接触贴一圈防水胶布，就可安心沐浴，沐浴后揭去胶布即可，也可以佩戴沐浴盖进行沐浴。沐浴时最好选择无香精的中性或弱酸性沐浴液，洗净后擦干，尤其是造口周围的皮肤，然后换上新的造口袋。只要方法正确，肠造口患者能和正常人一样享受沐浴带来的舒适，同时不影响造口袋的使用。对于输尿管皮肤造口患者，建议患者最好佩戴造口袋洗澡。

106. 腹壁尿路造口患者可以游泳吗？

对于尿路造口患者来讲原则上是可以游泳的，我们建议选择优质水质的泳池及合适的水温，游泳最好可佩戴防水造口产品或游泳专用造口产品，目前并没有数据表明游泳对造口是否会产生不利的影响。

107. 腹壁造口患者外出旅游活动时要注意什么？

旅游是有利于身心的事情，随着人们生活水平的提高及造口产品的多样化，尿路造口患者走出家门游览祖国的大好河山，甚至出国观光的美好愿望都可以得以实现，尿路造口患者在体力恢复后，无论坐飞机、火车、轮船对造口者均不会有影响。但旅游中要注意：

（1）路程的选择：要遵从由近到远、由易到难的原则逐步进行。这样可以逐步适应外出生活与居家生活的不同，更有利于

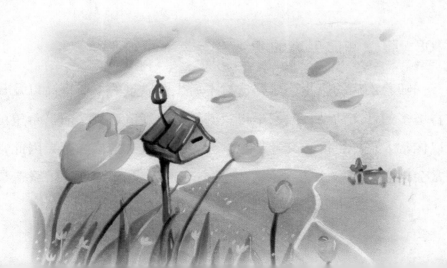

克服造口带来的意想不到的困难和问题。在乘坐公共交通工具，人员拥挤的情况下，要双手交叉护在造口前，以保证造口不受损伤。

（2）物品准备：首先要准备充足的造口袋，要比平时用量稍多，以应对意外发生（如外出游玩大量出汗等），部分造口袋应放在随身的行李中，以便随时更换，并将其余的造口袋分装到不同的行李中，不要将行李全部托运，以免丢失时手忙脚乱。最好佩戴造口腰带，因为在旅行中活动量大，佩戴腰带会更安全。造口袋不能减轻旅行时系安全带对造口部位的压迫，备一个小垫子可以缓解。还要带尿袋以便夜里使用。湿纸巾选择无酒精、无香料、无油脂的，最好是纯水湿巾以便清洗方便且不影响粘合造口底盘。最好再准备好造口粉、防漏膏等以便必要时使用。

（3）饮食的选择：在外出旅游时要保证饮水量，同时对于利尿食物（如西瓜、浓茶、甜饮等）选择要慎重，要保证能随时排放尿液的情况下选择，出发前2个小时不建议大量饮水，若大量饮水待排空尿液后再出发。不建议食用刺激性食物，以防尿液味道浓重。随身携带造口袋、垃圾袋及换洗衣裤。

108. 腹壁造口患者的身上会经常有尿味吗？

随着疾病的康复，尿路造口术后生活质量的不断提高以及日益增多的社交活动，大家不再只满足更换好造口袋，而是希望可以像常人一样生活、交际甚至聚会、与他人亲密接触等，因此常常会担心是否被他人嫌弃，甚至不想他人发现我们是尿路造口人。那异味就成为很容易让人知道我们有造口的一个因素，做了尿路造口的患者是否会经常有尿味呢？其实只要您能正确合理处理，就可以做到没有任何异味。首先要注意饮食，尽可能不要选择刺激性食物，如大葱、大蒜等；保持造口及造口周围皮肤清洁；定期更换造口袋，保持造口袋的清洁，也可以在清洗造口袋时加入几滴清香剂；或在造口袋上端贴上碳片，以碳来吸收异味。其实目前使用的造口袋，屏蔽气味的功能都较好，因此不必过分担心，在社交生活中您完全可以自信的去面对。

109. 担心尿路造口被人察觉，不想其他人知道，该如何办？

（1）建议您避免穿紧身衣裤，可穿宽松的衣服，女士可选择连衣裙有利于遮挡。

（2）选择防臭功效好、摩擦声音小的造口袋。

（3）及时倾倒尿液，防止尿液重力过大导致底盘贴合不紧而漏液，随身携带造口产品必要时及时更换。

110. 尿路造口后可以外出就餐饮酒吗？

您完全可以根据您个人喜好外出就餐，不过刚开始最好选择一个熟悉的饭馆，确认洗手间具体位置，随身准备一些造口产品以便于出现意外可以及时更换。虽然饮酒并不会对造口本身造成什么影响，但是要避免醉酒，醉酒不仅损伤身体，也容易发生尴尬。

111. 造口后我该如何面对家人、朋友和同事？

对家人、朋友亲近的人，您需要坦诚的敞开心扉，能帮助您更快的恢复到良好的状态。对同事，您可以放松地与经常接触的同事谈论尿路造口，建议您确保有一位同事知道您的身体状况，这样一旦您遇到什么问题就可以有人来帮助您。

112. 造口术后 2 个月能进行哪些锻炼？

造口手术后的锻炼是一个循序渐进的过程，根据自己的体力逐渐增加运动量，但要注意禁忌做增加腹压的活动或运动，例如：高尔夫球、网球、羽毛球、足球、篮球等需要剧烈用力的运动不要做，也不适宜拿超过 10 千克的重物，咳嗽的时候用力压住造口部位，以减轻腹压，人多的运动也不宜参与，避免互相碰撞导致造口受伤。可采取散步、慢跑、快走、踢毽、爬山、太极

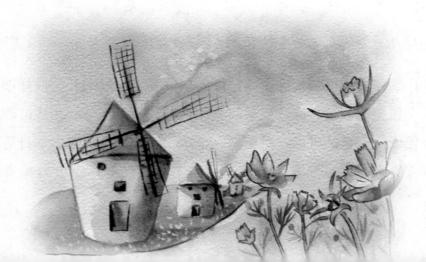

等舒缓的运动方式来锻炼身体。

113. 女性尿路造口患者还能生育吗？

每一位女性都渴望做母亲，对于女性尿路造口患者也是如此。令人欣慰的是育龄期的尿路造口患者也可以正常生育，但最好在怀孕前咨询手术医生和造口治疗师，全面评估身体和造口的情况，并与妇科专家共同监护尿路造口患者的妊娠期，平安渡过。

114. 什么样的尿路造口产品更好？

尿路造口袋用品分为一件式造口袋和二件式造口袋；只要粘贴效果好，不漏尿都可使用。每一种造口袋在设计上都有人性化和方便的地方，建议多尝试不同品牌、不同款式的造口用品，根据自身使用的体会和经济承受能力去选择。总之对于造口产品没有最好的，只有最适合的。

115. 市场上有分季节使用的造口产品吗？

目前市面上没有明确的分季节使用的造口产品，但有部分产品根据其成分对温度会有一定的要求，对于造口产品我们建议阴凉处保存，尤其是造口底盘，黏胶遇热会软化。夏季，尿路造口可以选用尿路专用造口底盘或是需要更换略勤些，一般 2~3 天更换一次，防止因天气热及身体出汗而导致黏胶寿命缩短。而对于冬天或天气较冷时，我们建议将造口底盘用手捂热后使用，可增加底盘的粘性，但切记不可将底盘过度加热，防止烫伤造口周围皮肤。

116. 防漏膏和防漏条有什么区别？怎样使用？

防漏膏和防漏条是同一种成分材料，防漏膏做成膏状，用于填平较浅的皮肤凹陷。使用时挤出少许如黄豆粒大小，放在不平的皮肤上，用湿的棉签抹平，之后粘贴造口袋，防止排泄物渗漏；用后拧紧瓶盖以免干涸。防漏条做成条状，柔软有韧性如橡皮泥一样，用于填平较深的凹陷。随用随取，避免浪费。

（四）放射治疗

117. 膀胱癌放疗后会出现哪些反应？

放疗过程中，机体出现的反应有全身反应和照射局部反应两种。全身反应包括恶心、食欲下降、疲乏，有时会导致血象下降。局部反应则与照射部位有关，包括照射部位的皮肤反应，不能一概而论，具体病变不同、照射范围不一样、患者身体情况差异出现的反应也不一样，轻重程度也不一样。照射腹部会出现恶心、呕吐、腹痛、腹泻等症状。

118. 照射部位皮肤能用刺激性消毒剂涂抹吗？

刺激性的消毒剂会引起皮肤反应，加重皮肤损伤，所以在放疗期间最好避免在照射野皮肤使用。

119. 照射部位皮肤能用药膏涂抹吗？

最好不使用药膏涂抹皮肤。因为药膏会掩盖皮肤情况，有时皮肤有感染，也被掩盖了，还会影响伤口愈合，使用后局部皮肤会有变薄的情形。而且因为药膏较难去除且在治疗时会增加放疗后反应。

120. 出现下腹部放射性皮炎如何处理？

腹部出现放射性皮炎需注意以下几点：

（1）内衣宜柔软、宽大、吸湿性强，避免粗糙衣物摩擦。外出时防止日光直接照晒。

（2）多汗区皮肤如腹股沟、会阴等处保持清洁干燥，**照射野**可用温水和软毛巾轻轻沾洗，局部禁用肥皂擦洗，避免冷热刺激如热敷、热水袋、冰袋等；局部皮肤禁用碘酒、酒精等刺激性

照射野：放疗机发出射线通过皮肤到达患者病变部位，通过模拟机（或 CT 定位机）在皮肤上划定一个范围，身体前后左右各个方向均可以，这个划定的区域，在治疗时用来明确病变的照射范围，通常叫做照射野。

消毒剂，勿涂抹油膏等刺激性药物。

（3）因氧化锌为重金属可产生二次射线加重皮肤损伤，所以照射野内不可贴胶布。局部皮肤不要搔抓，皮肤脱屑切忌用手撕剥。

（4）照射区皮肤禁止剃毛发，防止损伤皮肤造成感染。

121. 膀胱癌放疗后会有哪些副作用？

在放疗前患者及家属需要做好心理及思想准备，包括了解病情，治疗方案，预后，治疗中及治疗后的不良反应。膀胱癌放疗后的副作用表现在急性和晚期反应上，急性反应出现在治疗中，表现为放射性膀胱炎，尿道炎，直肠炎，小肠炎，骨髓抑制；反应的程度各异，但多数在可耐受的范围内；晚期反应出现在放疗结束 3 个月以后，是因间质纤维化和闭塞性血管内膜炎所致，表现为无痛性血尿、尿频、膀胱挛缩和尿道狭窄；放疗中出现的毒性与放疗剂量和放射野大小成正相关。

122. 膀胱癌放疗后患者会引起尿失禁吗？

膀胱癌放疗后一般不会引起尿失禁，但少数患者放疗后，膀胱黏膜受到放射线照射后局部呈明显炎性反应，膀胱的敏感性增高，耐受性降低，可出现膀胱刺激征和尿失禁，经保守治疗多可缓解。

123. 放疗期间患者能洗澡吗？

放疗期间可以洗澡。建议使用比较温和的沐浴液，并注意保护好医生在患者皮肤上画的标记，标记线随着时间的推移会变浅，尤其在夏天，更容易变得不清楚。标记线如果不清楚了，先找医生重新画一下再洗澡。放疗区域的皮肤容易受伤，洗澡时动作要轻柔，不要用力揉搓，水温也不宜过高。

124. 患者放疗会不会影响家人的健康？

患者放疗不会影响家人的健康，肿瘤不是传染病，不会传染给周围人。体外照射的放射线以及后装放疗的放射线不会在患者体内存留，也不会发生辐射污染。接受放疗的患者可以和家属接触，而且与家属在一起，会让患者感受到亲情，充满温暖，增加战胜疾病的信心。

（五）化学治疗

---

125. 为什么有些膀胱癌患者要做全身化疗？

膀胱尿路上皮癌对化疗治疗较为敏感，早期的非肌层浸润性膀胱癌，在经尿道手术后可以使用腔内化疗或免疫治疗，可以降低术后的复发率，延缓肿瘤的进展。局限期的肌层浸润性膀胱癌，根治性手术前使用全身化疗，可以达到肿瘤降期，提高手术切除率，延长生存的目的。此外，保留膀胱的综合治疗中，全身化疗不但能杀死微小转移灶，而且可以增加放射治疗的敏感性。对于晚期转移性膀胱癌全身化疗则是唯一能延长患者生存的治疗方法。因此，在不同分期分级的膀胱癌患者治疗中，化疗是非常重要的治疗方法。

126. 膀胱癌患者在什么情况下要做新辅助化疗？

在手术前进行化疗，被称为新辅助化疗，以区别术后的辅助化疗。在手术前应用化疗药物可以使肿瘤缩小，增加手术切除机会或缩小手术切除范围，同时消灭血液中可能存在的微小转移灶，减少复发转移的危险。通过术前新辅助化疗还可以了解肿瘤对所用化疗药物的敏感性，为术后化疗方案的制定提供依据。对于肌层浸润性膀胱癌患者，术前采用新辅助化疗，可使肿瘤降期，并可使术后治疗效果更好。

127. 化疗与手术的区别主要在哪里？

手术治疗是指切除局部的肿瘤（原发灶），手术不能清除进入血液的癌细胞并且对远处转移的肿瘤无效；而化疗可以经血液循环达到全身杀死手术无法接触到的癌细胞，因此适用于各期肿瘤。

128. 为什么不同的膀胱癌患者使用同种化疗方案会有差异?

每例膀胱癌患者的肿瘤性质（如基因、蛋白质等）、恶性程度及分期不同，并且存在患者是否耐受联合药物化疗、是否合并基础疾病以及是否做过其他方案化疗等影响因素，因此选择同种治疗方案会产生疗效和不良反应的差异。例如，顺铂的肾毒性和消化道毒性较强，对于年老体弱或者肾功能不全的患者，会选用卡铂来代替顺铂进行治疗。

129. 膀胱癌患者化疗后主要有哪些不良反应?

（1）血细胞降低：包括白细胞、红细胞和血小板的减少，除使用刺激造血的药物外，还可以多吃一些红枣、猪肝、菠菜，在医生的指导下服用一些阿胶浆等，特别要注意的是，此时患者的免疫功能往往处于低谷，应注意不要着凉和充分休息。

（2）消化道反应：最常见的为厌食、恶心、呕吐、腹泻和便秘，这往往是因为化疗药物刺激大脑中的呕

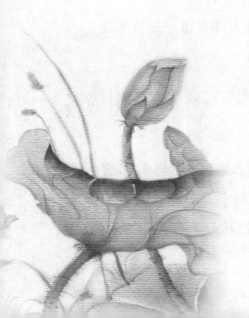

吐中枢或损伤肠道黏膜，造成水肿而不能吸收食物营养。因此在呕吐严重时，除医生的辅助用药外，宜进食清淡、易消化流食以恢复胃肠功能。

（3）其他：脱发；心、肝、肾功能损伤；口腔黏膜、皮肤溃疡。

130. 膀胱癌患者接受化疗前，有哪些注意事项？

（1）了解将采用化疗药物的不良反应和特点，消除或减少紧张情绪，心理上接受化疗。

（2）完善各项检查，如血常规、肝肾功能；心肺功能等的测定。

（3）保持身体及口腔清洁；对于女性患者，是否存在月经经期改变，应及时与医生沟通，以适当的安排治疗。

（4）给予高热量、高蛋白质、低脂肪、适量维生素、可溶纤维素的饮食，注意饮食易于消化吸收。

（5）化疗前休息好，在身体、精神上都要做好充分准备。

131. 什么是 PICC 导管？怎么放置 PICC 导管？有何作用？

PICC 管即经外周静脉穿刺中心静脉置管。是经肘部的血管（贵要静脉、肘正中静脉和头静脉）穿刺至上腔静脉的导管，其导管最佳的尖端位置应在上腔静脉的中下 1/3 处。PICC 导管总长度为 50~65 厘米，导管柔软而有弹性，具有全长放射显影，可通过放射影像确认导管及其尖端位置。其作用主要体现在：

（1）膀胱癌患者化疗输液量较多、需要反复多次的输注化疗药物，留置 PICC 导管，减少了频繁穿刺给患者带来的痛苦。

（2）化疗药物对血管有损伤，一旦外渗会造成局部皮肤黏膜的坏死，留置 PICC 导管避免化疗药物外渗给患者带来的痛苦。

（3）化疗患者通常会有恶心、呕吐及其他等全身不适症状，留置 PICC 导管，液体流速不受患者体位的影响。

132. PICC 导管可以保留多长时间？

PICC 导管留置后，通常情况可保留 6 个月至 1 年。

133. 携带 PICC 导管回家后需要注意什么？

（1）保持局部的清洁干燥，不要擅自撕下贴膜。贴膜有卷曲、松动、贴膜下有汗液时及时到医院或 PICC 专科门诊遵照标准程序更换。

（2）置管患者不影响从事一般性日常工作（例如洗脸、梳头、吃饭等）、家务劳动、体育锻炼，但需避免使用置管一侧手臂提过重（大于 10 公斤）的物品等。

（3）置管侧手臂不要剧烈抻拉或做引体向上、用力拍手及大幅度甩手等动作，禁止置管侧手臂托举哑铃等持重锻炼。穿脱衣服时动作要轻柔避免导管抻拉、扭曲损伤管路。

（4）避免玩弄 PICC 导管体外部分，以免损伤导管或把导管拉出体外。导管脱出后不要再自行送进静脉内，需寻求医务人员帮助。

（5）携带此导管可以淋浴，但应避免盆浴、泡浴。淋浴前用塑料保鲜膜在贴膜外环绕二至三圈，上下边缘用胶布贴紧，淋雨后检查贴膜下有无浸水，如有浸水应立即去医院请护士按标准程序更换贴膜。

（6）回家后不输液期间，每 7 天对 PICC 导管进行冲管、换贴膜、换输液接头等维护，做好备忘记录不要遗漏。

（7）勤于观察针眼部位有无发红、疼痛、肿胀、有无渗出，观察导管留置体外的长度，如有异常及时到医院或联络医生或护士。

（8）如因对透明贴膜过敏等而必须使用通透性更高的贴膜（如纱布、伤口敷料）时，请相对缩小更换贴膜的时间间隔（纱布每天更换、伤口敷料每 2 天更换）。

（9）置管侧手臂不能用于测血压、CT 或核磁检查时推注造影剂。

134. 出院后 PICC 导管应如何维护？

每周一次去专门机构或 PICC 门诊进行维护。禁止家属在家或未经过专门培训的人员进行维护。

135. PICC 导管出现下列情况应及时就医？

（1）当透明敷料因洗澡、出汗等原因，发生不完全性脱落时，可用无菌纱布覆盖包裹，并及时到医院就诊。

（2）如果不小心将 PICC 导管带出较长一段时，不要盲目地将导管插回血管内，应先用无菌透明敷料将带出的导管固定，然后及时到医院就诊，由 PICC 专业护士根据情况对外露的导管修剪或更换。

（3）当导管的接口处出现渗液、渗血时应检查导管是否有破裂，一旦证实已发生导管破裂时，应不要再用力拉扯导管，保持导管原位，并用无菌透明敷料固定，及时到医院进行修复。

（4）当发现 PICC 导管中有暗红色的血液时，应到医院请专业人士先将导管中的积血抽出（避免将血栓冲入），然后再彻底冲管。

136. 化疗一个周期需要多少天？膀胱癌化疗一般几个周期？

目前大多数化疗药物是按周期给药的。膀胱癌化疗 1 周期一般需要 21 天。化疗周期的计算方法是：从开始注射化疗药物的第 1 天算起，至第 21 天结束。在 1 个化疗周期中不是每天都用化疗药物，通常是前 8 天用药，后面 9~21 天休息。目的是使患者得以短时间休整，待骨髓和其他脏器功能恢复至正常水平。膀胱癌一般化疗 4~6 周期。一般情况下化疗 2 个周期后需要复查膀胱镜或者盆腔 CT 以确定疗效，如果效果较好可以接着再做 2 个周期化疗，效果不好就要考虑更换方案了。4 个周期后还是需要查膀胱镜或者盆腔 CT 以确定疗效，效果好可以考虑再加 2 个周期，但一般情况不会超过 6 个周期。

137. 为什么化疗期间要定期查血常规？

（1）血液不断地在全身循环，流经身体各个重要器官，渗透到各组织中，参与人体的新陈代谢，调节和维护人体各处功能活动和内外环境的平衡，人体各部位稍有异常改变，都会由血液携带其各种信息传达出来，故检查血液中各种细胞成分的量和质的变化即可协助判断机体各种组织器官的病变情况。

（2）血常规中的许多项具体指标都是一些常用的敏感指标，对机体内许多病理改变都有敏感反应，其中白细胞、红细胞、血红蛋白和血小板最为具有诊断参考价值，是观察治疗效果、用药或停药、继续治疗或停止治疗、疾病复发或痊愈的常用指标。

（3）现有的绝大多数化疗药物在抑制或杀伤肿瘤细胞的同时，对机体的正常细胞都有毒害作用，尤其是骨髓造血细胞，从而在化疗期间出现骨髓抑制现象，可表现为白细胞减少特别是粒白细胞的减少，其次是血小板减少，严重时血红蛋白（血色素）亦降低。各种药物对骨髓抑制的程度不一，恢复的快慢亦不一。

这类抑制往往为暂时性，大多在停药 2~3 周可渐有恢复，除与药物种类有关外，与所用剂量、给药方案及途径、患者全身情况以及骨髓贮备状况都有很大关系。因此，化疗期间及化疗后要定期查血常规，以便于及时了解患者的骨髓造血功能情况以及药物对骨髓抑制作用的情况，从而作为调整用药方案之依据。

138. 患者化疗后白细胞什么时候降到最低?

由于化疗药物对于体内血液系统的影响，尤其是引起白细胞减少，常成为导致感染、降低药物剂量或停药的主要原因。化疗药物对骨髓细胞产生的影响多为暂时性。一般在治疗后数天便可出现骨髓抑制反应，10~14 天抑制反应达到最高，大约隔周可恢复。但是这个时间段患者往往是在家休息期间，所以患者这是一定要遵医嘱按时复查血常规。

139. 出现白细胞下降，患者应该注意什么?

人体白细胞正常值: $(4.0 \sim 10.0) \times 10^9 / L$。当患者化疗后出现白细胞下降时，应注意以下方面:

（1）进食高蛋白、高热量、高维生素饮食，以增加机体抵抗力，促进康复。禁食生、冷、硬、刺激性等食物。

（2）保持环境清洁，空气清新（病室每天通风 2 次，每次 30 分钟），减少陪床探视人员，患者应戴口罩自我保护，避免呼吸道感染。

（3）保持口腔清洁，选用合适的漱口液，饭前、饭后、睡前、晨起漱口。多饮水，以利于毒素排出。

（4）保持全身皮肤清洁，特别要注意会阴、肛门的清洁，防止肛周脓肿，每日坚持坐浴。

（5）勿进出公共场所，防止交叉感染；注意保暖，勿着凉，预防感冒。

（6）按时查血常规，了解血象下降情况，遵医嘱应用生血药物。

（7）白细胞特别是粒细胞下降时，感染的概率将增加，当白细胞计数$<4.0×10^9/L$，停止化疗，应用紫外线消毒病房，减少探视，密切监测患者的体温。当白细胞计数$<1.0×10^9/L$，容易发生严重感染，需要进行保护性隔离。

140. 使用升白细胞药会出现哪些反应？

（1）肌肉骨骼系统：有时会有肌肉酸痛、骨痛、腰痛、胸痛的现象。轻度无需用药，重者可口服芬必得缓解疼痛。一般白细胞恢复正常后停止升白细胞治疗，疼痛可自行缓解。

（2）消化系统：有时会出现食欲不振的现象，或肝脏丙氨酸氨基转移酶、天门冬氨酸氨基转移酶升高。

（3）其他：有人会出现发热、头痛、乏力及皮疹。

（4）极少数人会出现休克、间质性肺炎、急性呼吸窘迫综合征等严重不良反应。

141. 化疗出院后发热应如何处置?

如出现发热,体温超过 37.5℃ ,应提高警惕,不能在家自行降温处置,立即去医院复查血常规,看是否出现骨髓抑制,如出现骨髓抑制应给予对症治疗,必要时抗感染治疗。

142. 人体血小板减少,患者需要注意什么?

血小板正常值: $(100\sim300)\times10^9/L$ 。一般化疗药物会破坏人骨髓内的网状内皮细胞,抑制骨髓的造血功能,导致血小板下降。当患者化疗后出现血小板下降时,应特别注意以下方面:

当血小板 (PLT) $<50\times10^9/L$ 时:

(1)尽量减少活动,慢活动,减少磕碰,防止身体受挤压或外伤。

(2)保持口腔、鼻腔清洁,勿使用牙签或牙线,勿用力擤鼻或用力抠鼻腔。

(3)保持大便通畅,必要时可使用缓泻剂。

(4)避免进食坚硬、油炸食物以免损伤口腔黏膜或食管壁引起出血。

（5）输液完毕拔针后一定要按压 10 分钟。

（6）男性禁止使用剃须刀剃头或刮胡子，必要时可使用安全型剃须刀。

（7）多食利于生血的食品，如红枣、花生及新鲜水果等，避免感冒，适量活动，注意休息，定期查血常规。

当 PLT$<30×10^9$/L 时：

（1）绝对卧床休息，以防出血。

（2）注意观察皮肤有无出血点、有无淤点淤斑、牙龈有无出血等现象。

（3）监测生命体征，密切观察有无出血症状，如皮肤出现出血点或淤斑，呕吐物中隐血，血尿、血便、恶心、呕吐、视物模糊、意识障碍等，及时就医。

143. 化疗后刷牙时出现牙龈出血有什么问题？

如果化疗后刷牙，出现牙龈出血，并且不易止血，要引起高度重视。因为化疗后会引起骨髓抑制，使血小板降低。在这期间一定要注意保护好自己不能磕碰、不吃坚硬有棱角的食物、保持大便通畅，观察自己的前臂，腹部，大腿内侧有无出血点，如有上述症状，应立即到医院就医。

144. 化疗后出现口腔溃疡怎么办？

化疗出现口腔溃疡的患者保持口腔清洁很重要，用漱口水，如碳酸氢钠、口泰漱口，同时抗炎避免继发感染。使用表皮生长因子喷剂促进黏膜增殖，溃疡愈合。还应采取积极措施预防口腔溃疡的发生：①注意口腔卫生；②避免口腔黏膜损伤，用软毛刷刷牙；③吃软食，不吃过冷、过热的食物；④注意饮食营养。

145. 化疗药物外渗，局部皮肤有什么症状？

输注化疗药物时首选中心静脉置管（PICC 或输液港），如因为身体或其他原因不能使用中心置管时，应使用套管针的方法输注化疗药物，这样才会更安全，因为化疗药物一旦渗出血管外会造成皮肤及组织坏死，也可导致永久性溃烂。具体表现如下：

（1）在输液过程中常表现为沿血管走向烧灼样疼痛或局部肿胀。

（2）外渗注射部位局部出现红、肿、热、痛的炎性反应。严重出现大水疱及集簇疱疹，随后出现局部紫斑、溃疡和坏死。

（3）溃疡形成，由中心向外逐渐蔓延皮下组织坏死，边缘明显有表皮增生，并且不整齐。输注化疗药物时，自己也要密切关注穿刺点情况，如果穿刺部位疼痛或有异常感觉时及时告知护士，不要强忍，造成组织坏死。

146. 化疗后出现面色潮红怎么办？

化疗后出现面色潮红是由于化疗前给予激素药物预防化疗药

物过敏所致。一般无需特殊处理，注意控制化疗药物的副作用，多饮水，化疗结束几天后就会自行消失。

147. 膀胱癌患者化疗后出现指／趾端麻木是何原因？

化疗药物引起的神经毒性是常见的药物不良反应，且有可能限制化疗药物的使用剂量。它存在于部分化疗药物治疗过程当中。特别是铂类药物、长春碱类药物、紫杉醇类药物。化疗药物引起的神经毒性主要包括中枢神经系统毒性、外周神经系统毒性和感受器毒性。中枢神经系统毒性表现为中枢神经受损和小脑受损，表现为记忆力下降和痴呆等症状。感受器毒性表现为视觉系统、听觉和平衡觉系统、嗅觉系统、味觉系统的毒性。通常大部分患者感受到的手脚麻木就是化疗药物所导致外周神经毒性中的一种。

148. 患者化疗后为什么会出现关节疼痛？

这是部分化疗药物的不良反应，如紫杉醇，化疗反应期过后就会慢慢缓解。若疼痛明显，可以口服芬必得对症镇痛治疗。

149. 膀胱癌患者化疗后会不会掉头发？还会再长吗？

因为化疗药物较容易破坏分裂较快的细胞，主要如皮肤、毛发等，脱发会在化疗停用后消失，头发会再长出。在化疗期间先剪短发，避免过度洗头及吹整或梳头，头发湿的时候不要过度拉扯和使用润发素润发，必要时可戴假发改善外观。在进行化疗时，可以睡冰枕，使头部血管收缩，减少脱发的概率。

150. 怎样在化疗时减轻患者恶心、呕吐？

恶心、呕吐是化疗过程中最常见的不良反应之一，呕吐是患者最恐惧的不良反应，其次是恶心。为避免或减少恶心呕吐：

（1）可饮用清淡、冰冷的饮料，食用酸味、咸味较强的食物可减轻症状。

（2）避免太甜或太油腻的食物。

（3）在起床前后及运动前吃较干的食物，如饼干或吐司面包可抑制恶心，活动后勿立即进食。

（4）用餐时，先食用固态食物，再食用液体汤汁或饮料。

（5）避免同时摄食冷、热的食物，易刺激呕吐。

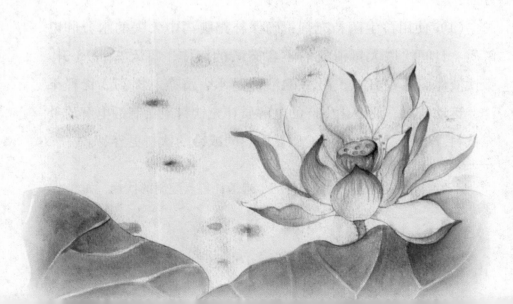

（6）少量多餐，避免空腹，胃部空空会让人恶心更严重。

（7）饮料最好在饭前 30~60 分钟饮用，并以吸管吸食为宜。

（8）在接受治疗前 2 个小时应避免进食，以防止呕吐。

恶心、呕吐患者适宜的食物：烤馒头、花卷、包子、松糕、米饭、姜片粥、西红柿疙瘩汤、白菜炖豆腐、蒸山药土豆泥、萝卜炖肉、海参、清蒸鱼、豆腐丝、萝卜炖排骨、鲜藕荸荠汁、山楂糕、荸荠、柠檬、柑橘、米醋、酸奶、麦芽等，果汁、菜汁、淡茶水，以预防脱水。

帮助健脾消食的食物：山楂、萝卜、酸奶、麦芽、莱菔子。

151. 化疗患者腹泻怎么办?

如果患者化疗后出现腹泻，首先应了解原因。如果因化疗药物所致腹泻，要及时给予止泻药物，同时补充水、电解质等。观察大便次数是否增多或是否出现稀便、水便等。腹泻同时如果出现发热、腹痛等应及时就医。在饮食上如何调理主要包括以下方面：

（1）使用益生菌补充剂：确保补充腹泻中丢失的水分和电解质。日间饮用大量清淡的不含碳酸的液体，每天 2~2.5 升。啜饮液体而不是狂欢。最好的液体是水、清茶、肉汤、稀释果汁、**运动饮料**、商业化生产的电解质补充饮料或自制的电解质补充饮料。饮用温水，这可能比饮用热的或冷的饮料更容易。

运动饮料：是根据人体运动时的生理消耗特点配制的饮食，如红牛、脉动等。

（2）可用低纤维食物如白面包、白米、苏打饼干和煮熟的去皮土豆替代高纤维食物。避免生的水果和蔬菜，熟香蕉除外。煮熟的水果是可以的。避免摄食会导致胀气的饮料和食物如碳酸饮料、胀气蔬菜和咀嚼口香糖。

152. 为什么在化疗期间和化疗结束后要多喝水？

（1）肿瘤患者在化疗期间应当增加饮水量。这是因为在接受大剂量化疗时，患者常会出现恶心、呕吐、食欲不振等不良反应，水分常摄入不足，如果呕吐频繁会导致脱水，患者易出现口腔干燥、吞咽困难等症状，此时多饮水能补充机体所需，减轻呕吐形成的脱水，同时也减少了口腔干燥引起的局部疼痛并滋润黏膜。

（2）化疗药物多具有不良反应，尤其易造成肾脏损害及膀胱毒性。当使用大剂量药物时，由于肿瘤组织崩解，尿酸排出量增多，需要大量的液体来冲刷，就是说要见到有形的尿出来，为避免引起化疗不良后果，化疗期间最好能每日饮水 2500 毫升以上，使每日尿量不低于 2000 毫升，促使代谢产物尽快排出，减少对肾脏的毒性。

（3）应嘱咐患者少量多次的饮水，以防引起胃胀呕吐等不适。如患者不喜欢喝白开水，可喝些淡茶水、蔬果汁、木瓜奶茶、杏仁露、椰汁等饮料，也可吃多汁的水果和蔬菜，如西瓜、梨、桃、黄瓜、西红柿等。

153. 化疗后口腔有异味怎么办？

化疗或其他药物以及口腔放疗会导致味觉改变。有些人完全丧失味觉，而另外一些人会有味觉上的改变，甜的和咸的感觉会被放大。使用酸味如柠檬汁和甜味会对苦味和金属味（有金属味的患者应尽量避免使用金属器皿）有效。吸食柠檬糖或薄荷糖或咀嚼口香糖。餐前用小苏打水和盐制成的漱口水清洁口腔，保持口腔清洁，刷牙。服用谷氨酰胺、锌、维生素 D 补充剂，经过验证对肿瘤治疗期间的味觉改变是有效的。

154. 化疗周期中的休息期应该注意什么？

化疗是分周期进行的；每个周期化疗结束后到下一个周期开始之前的时间，称为化疗间歇期。这个时期患者在家中需要注意：

（1）应当仔细阅读出院小结其中会提醒患者出院后的注意事项，注明下次化疗的日期等。

（2）按医嘱定期到医院复查、就诊。就诊有两种模式。第一，到化疗所在的医院、科室就诊，因为这是对患者病情最了解的地方；第二，患者如果居住地离化疗所在的医院比较远，则可固定选择附近的一家医院就诊，最好到肿瘤科，尽量能固定一个医生。复查时，务必携带出院小结，上面有患者的病史、简要诊疗过程，可便于医生参考。化疗间歇期的复查，最重要的是血常规、生化的检查，都需要抽血。血液指标的异常，患者本身常常没有感觉，只能通过血液化验来发现，因此，患者务必按期抽血。

（3）如果出现身体状况的异常，要及时到医院就诊，如发热、腹泻、呕吐等。晚间或周末可以到医院急诊就诊，以免耽误病情。

（4）化疗间歇期，患者的体质和免疫力往往低下。此时，要避免注意劳累、避免重体力劳动、避免大量的家务活、避免在外就餐、避免长途旅行。应以休息为主，适当运动，规律生活。

155. 因身体原因延误化疗会不会影响化疗效果？

如因化疗骨髓抑制较严重，各项指标达不到下一周期化疗要求，可适当延后 1 周，但不能超过 1 个月，因为时间过长，会影响化疗的疗效。

156. 患者在化疗期间应该怎样锻炼身体？

化疗期间身体比较虚弱，不适宜做剧烈运动。但要加强体育锻炼，增强体质，多在阳光下运动，比如散步、打太极拳等。运动不仅可以增强体质，有助于改善其心脏和血液循环系统的功能，还激活了患者机体的免疫机制，增强抗病能力。因此，适当的运动锻炼是帮助化疗患者顺利度过化疗期的良好选择。

二、营养与饮食篇

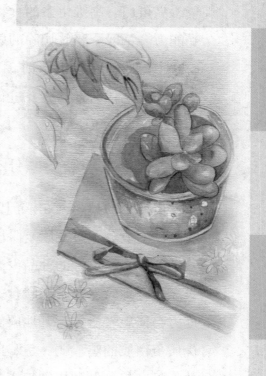

157. 膀胱癌患者术前如何饮食?

术前评估膀胱癌患者的营养状况,并指导患者多进食高热量、高蛋白、高维生素的食物,改善患者体质,提高对手术的耐受能力。一般全膀胱切除的患者手术前要做饮食准备:手术前 3 天吃半流质饮食,手术前 2 天吃流质饮食,手术前 1 天只能喝水,不能吃任何食物,并进行静脉营养和肠道准备。

158. 大手术后需要吃什么补品吗?

市面上的补品五花八门,不外乎添加或强化了某些营养素,功能性的成分多。在康复阶段,我们既需要功能营养素,更需要基础营养素,再好的补品没有基础营养素,患者一样不能很好地康复。合理营养,平衡膳食,有利于增加机体免疫功能,提高免疫力,使患者机体更好地康复,首先每日的饮食摄入应包括富含优质蛋白质的鸡、鸭、鱼、肉、蛋、奶、豆类等;能量主要来源的五谷杂粮,做到粗细粮搭配好;适量的油脂类,以利于脂溶性维生素的摄入等;还要有新鲜的蔬菜和水果,使机体摄入丰富的维生素、矿物质及抗氧化的物质。做到合理的饮食及调理,再加上有功能的营养补品,会给患者康复带来一个锦上添花的效果。

159. 膀胱癌患者要忌口吗?

如果是糖尿病要忌口,高血压要限盐,过度肥胖要控制饮食。对膀胱癌患者本身不主张忌口,营养跟不上、饮食不平衡,那么会导致身体气血生发不够,患者的身体更衰弱。疾病的伤害、各种治疗副作用等,免疫力会更下降,太过忌口,适得其反,不是不吃免疫力就能上去。患者主要忌口的是含蛋白质的食物,当然动物性食物因为是蛋白质的主要来源,应注意适量食用。吃中药时应该遵医嘱调整饮食,以免影响营养的摄入。患者因病施膳:如放疗时应少吃羊肉等燥热食物,应多补充水分;手术后摄入足够的营养以促进伤口恢复。

160. 牛奶促进肿瘤生长吗?

不会。没有研究显示牛奶会促进肿瘤的生长,相反,牛奶营养丰富,其含有多种能增强人体抗病能力的免疫球蛋白抗体,具有防癌作用;此外,牛奶中所含的维生素 A、维生素 B_2 等对胃癌和结肠癌有一定的预防作用。"中国居民膳食指南"推荐每日饮奶量为 300 毫升,肿瘤患者饮用牛奶可补充蛋白质。

酸奶和鲜牛奶的营养价值都很高。酸奶是由优质的牛奶经过乳酸菌发酵而成的,经发酵牛奶中的乳糖、蛋白质被分解成小分子(如半乳糖),使蛋白结成细微的乳块,更容易被消化吸收。另外,酸奶中含有的乳酸菌有助于肠道内物质的消化吸收、增强机体免疫力。

161. 牛羊鸡肉、鸡蛋是发物吗？

不是，民间所谓发物的说法，其实并无确切科学依据。动物性食物因为是蛋白主要来源，应注意适量食用。这类食物含有丰富的优质蛋白质，而肿瘤患者在治疗期间非常需要蛋白质，促进细胞组织修复，所以肿瘤患者需要吃这些食物。要注意选择新鲜、符合卫生安全的。

162. 保健品能吃吗？

保健品对肿瘤患者有一定的好处，但不能将这种作用无限夸大。肿瘤患者首先应该进行正规系统的治疗如手术、放化疗、中药、营养支持，这些正规治疗是保健品所无法替代的。肿瘤患者在选择保健品时，首先要想到保健品不是治疗药，同时要仔细阅读说明书，了解主要功效对症选购。还要注意是否有保健品标志、批号、厂名等。

163. 冬虫夏草、灵芝孢子粉能吃吗？

冬虫夏草和灵芝孢子粉多见于传统医药学典籍记载，此类中医药保健品在我国有悠久的使用历史，广泛应用于各种疾病的治疗中，虽然如此，他们却不属于肿瘤营养治疗手段，患者并不能依靠服用冬虫夏草和灵芝孢子粉来代替营养治疗。冬虫夏草、灵芝孢子粉等保健品中缺乏大量的糖类、蛋白质、脂类等主要基础营养元素，因此无法提供充足的能量供给机体以完成人体代谢需要。这类保健品应在正规医院医生的指导下服用。

164. 膀胱癌患者有没有必要每天吃海参？

海参是珍贵的食品，也是名贵的药材。有滋阴血，润内燥之功效。现代研究表明，海参具有提高记忆力、防止动脉硬化、糖尿病以及抗肿瘤作用。患者可根据经济条件和体质选择。

165. 无鳞鱼能不能吃？

可以吃，无鳞鱼同其他鱼类一样，富含优质蛋白质，营养价值很高。不少无鳞鱼的脂肪含量较一般鱼类高，含有欧米伽-3脂肪酸，这种脂肪主要是多不饱和脂肪，对减少心血管病的发生有有益作用并有一定的抗癌效应，是人体所必需的营养物质。患者担心无鳞鱼是发物，就拿带鱼来说，在我们的中医书里说它补五脏、祛风杀虫、和中开胃、暖胃、补虚、泽肤等，是患者可以选择的食物并适量食用。

166. 汤的营养价值高吗？

一般人的观念都会觉得汤比肉更有营养，据测试，汤里所含营养只占原料的 5%～10%，多为维生素、无机盐等成分，而大部分营养成分（尤其蛋白质）反到留在渣（肉）里。肿瘤患者所需要的是肉中的蛋白质，并且大部分肿瘤患者的食量都有减少的情况发生，所以营养医生建议，要想多补充营养，应鼓励患者先吃肉再喝汤或汤和肉一起吃。

以鸡汤为例，鸡汤的营养价值并不高，鸡汤中的鸡肉比汤更容易消化吸收。溶到汤中的蛋白质也不到总数的 10%，也就是说，还有 90% 多的蛋白质仍留在鸡肉中。鸡汤里拥有的营养物质很有限，其中所含的营养物质是从鸡油、鸡皮、鸡肉、鸡骨内溶解出的少量水溶性的小分子蛋白质、脂肪和无机盐等。

167. 确诊膀胱癌后如何营养？

营养良好对肿瘤患者来说尤为重要。因为疾病本身和治疗都会改变你的饮食习惯。确诊肿瘤后，在医生和营养师的帮助下，制订自己的营养计划，进行健康饮食。提供机体对抗肿瘤所需营养素的食物。这些营养素包括：富含优质蛋白质的鸡、鸭、鱼、肉、蛋、奶、大豆类；能量主要来源的谷类食品；适量的油脂类和富含丰富维生素、矿物质的新鲜水果和蔬菜以及适量的膳食纤维等。把

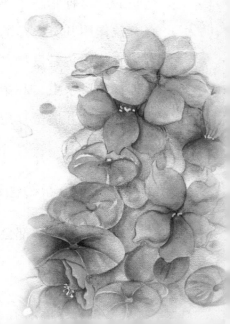

一日三餐合理搭配好，每餐饮食品种要丰富。营养始终贯穿于整个抗肿瘤治疗当中，保持体力和能量，维持体重和营养素的储备、降低感染风险、促进伤口愈合和机体康复。

168. 加强营养后肿瘤吸收的多还是正常细胞吸收的多？

对肿瘤患者的营养支持是疾病治疗和康复的需要，是实施各种治疗措施的保证。同正常人一样，肿瘤患者每天需要消耗一定的营养，再加上肿瘤生长的消耗与手术、放疗、化疗等治疗措施造成的大量消耗，所以肿瘤患者必须补给身体所需要的营养，而且需要的营养要比正常人多。加强对肿瘤患者的营养支持和补充，则可在改善患者机体营养状况的同时，不仅不会促进肿瘤组织的生长，反而可以抑制恶性肿瘤，增强机体的免疫功能，并可以有效配合和承受各种治疗措施，保证治疗效果，提高肿瘤患者的生活质量并延长生存期。

169. 如何知道自己缺乏营养了？怎么办？

患者食欲不好时，身体没有获得足够的热量或蛋白质。身体开始利用储存的热量和蛋白，你会注意到脂肪和肌肉的丢失，表现在身体乏力、体重下降。如果出现以上情况，就要注意有发生营养不良的风险，会对患者的治疗带来影响。在这种情况下可由营养师对你目前的营养状况进行评估，包括详细的膳食史、体重变化、体成分分析以及血液检测。评估诊断后，营养师会给你制订个性化的营养治疗方案。

170. 治疗期间白蛋白降低如何纠正？

患者白蛋白降低提示营养不良，对于术后患者，会导致手术切口延迟愈合，患者易感染；对于放化疗患者，可能导致治疗中断。因此，应提供足够的营养成分，纠正白蛋白水平。饮食中应加强高蛋白食物的补充，如鱼、肉、蛋、奶以及大豆制品等优质蛋白食物。此外，最好使用蛋白营养补充剂——蛋白粉，更高效、及时的补充蛋白质。

171. 患者吃肉类少，如何补充蛋白质？

蛋白质广泛存在于各种动物性和植物性食物中。除了肉类可食用牛奶、鸡蛋、豆制品来补充蛋白质。此外，食用蛋白粉也是快速、有效补充蛋白质的重要方法。蛋白质的食物来源可分为植物性蛋白和动物性蛋白。其中，蛋、奶、肉、鱼等动物蛋白质以及大豆蛋白质的氨基酸组成与人体必需氨基酸需要量模式较接近，所含的必需氨基酸在体内的利用率较高，故称为优质蛋白质。而在植物蛋白质中，赖氨酸、蛋氨酸、苏氨酸和色氨酸含量相对较低，所以营养价值也相对较低。动物蛋白为优质蛋白，利用率高，如果对动物蛋白不耐受，可以食用大豆蛋白或者使用动物蛋白肽或氨基酸。

172. 营养支持（加强营养）会促进肿瘤生长吗？

在许多指南里面都说明，没有证据表明营养支持促进肿瘤生长，那么相反营养支持的目的是什么？营养支持不是治疗肿瘤本身，主要改善患者的营养状况，提高患者免疫功能。给予患者营养支持，营养状况改善后便于我们采取许多抗肿瘤治疗的手段。使患者生存期延长。

因此出于对营养支持会促进肿瘤生长的担心而放弃营养治疗，是没有科学依据的。如果患者存在需要使用营养治疗的临床指征，仍应采取营养支持治疗。

173. 术后进行放化疗调理营养的时机？

患者术后随时进行营养补充。通常术后开始经口进食到下次

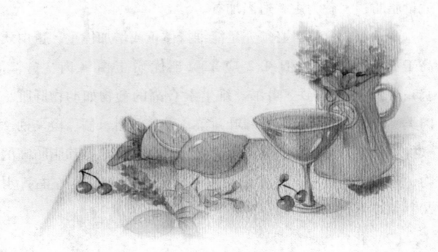

放化疗时间大约有 20 天（因人而异），所以在宝贵的 3 周时间里，营养调理尤为重要，放化疗期间好的营养储备对治疗的连续性和副作用的耐受性都会强于营养不足的患者。这段时间也是进行食疗的好时机，可根据患者的体质进行进补，能够较快地达到机体营养目标的需要量。可咨询营养师来制订个体化的营养治疗方案。

174. 化疗期间的饮食如何调理？

（1）化疗前和两次化疗间期阶段

患者表现特点：食欲基本正常，消化、吸收正常无发热，这期间是患者补充营养的最佳时期——不存在化疗反应，饮食正常。良好的营养可以增强免疫力，提高机体的抗不良反应能力。从饮食安排上基本以普食为主。

原则：高热量、高蛋白、高维生素；高铁（缺铁性贫血）、适量脂肪；三餐为主，适当加餐。

要求：饮食热量必须充足能维持体重或增加体重，蛋白质应高于普通正常人，且 1/2 应来源于优质蛋白（肉、禽、蛋、奶）；应多食用含铁、叶酸、维生素 C 高的食物如动物肝脏、瘦肉类、肾脏、蛋及酵母和绿叶蔬菜、香蕉、柑、橘、橙、柚、猕猴桃、鲜枣、刺梨等；膳食以清淡为主，少食油类和脂肪高的食物，避免煎炸食物。多食蔬菜、水果（蔬菜 500 克左右，水果 200~400 克）。

（2）化疗初始阶段

患者表现特点：有可能出现食欲不振、口腔溃疡、胃部灼热、轻微腹痛腹泻等。虽然开始出现化疗不良反应，但患者仍可以进食，应尽可能补充营养。饮食可采用半流食（参考半流食举例）。

（3）化疗反应极期阶段

患者表现特点：出现严重不良反应，恶心、呕吐加重，口腔、消化道溃疡严重，腹痛、腹泻严重，甚至出现发热。已无法正常进食，甚至出现进食抵抗。营养维持阶段，仅提供少量热量及营养，作用为保护胃肠道功能，如反应时间超过3天，应接受胃肠外营养支持。饮食安排上采用流食。

175. 化疗患者需注意补充哪些维生素和矿物质？

化疗患者饮食需多样化，营养需搭配得当，多补充多种维生素与水果。化疗会造成叶酸的缺乏，多摄入含叶酸多的食物如动物肝、蛋、绿叶蔬菜、柑橘、香蕉等；化疗可致神经损伤，引起的症状有腿脚疼痛以及肌肉无力、发痒、失去知觉等。治疗方法包括补充维生素 E、B 族维生素和谷氨酰胺；锌、钙和镁。化疗引起的具体症状需根据医生的建议补充多维片。

176. 化疗患者白细胞和血小板低应该多吃点什么？

患者应补充高蛋白饮食，如鸡蛋、牛奶、酸奶、瘦肉、牛肉、豆制品、动物肝脏、鱼、乳清蛋白质粉等。香菇、黑木耳、红枣、阿胶、花生衣、黄花菜等平时经常吃一些。

提供几个改善白细胞及血小板低的小验方供大家参考：

（1）鸡血藤 30 克、黄芪 15 克、大枣 10 枚，煮水。

（2）大枣 50 克、花生米 50 克、玉米须少许，加少量红糖，煮水喝，煮好后把玉米须弃掉喝汤（血糖高的患者不要加糖）。

（3）牛蒡大的 1/5 根、大枣 4~5 枚、花生米约 15 克、甜杏仁约 15 克、胡萝卜 1 根，煮汤，喝汤吃肉。

配合药膳食疗粥及以上三种小验方（第 1、3 方侧重升白细胞，2 方血小板低可用）都可作为化疗期间的饮食调理。在治疗期间，患者也要根据自己的体质和季节的变化灵活掌握。

177. 化疗药物引起不良反应时的饮食及对策？

（1）肢体麻木：除咨询医生用一些营养神经的药物如甲钴胺、维生素 B_{12}、谷维素、辅酶 A 等，在饮食调理上应增加维持和保护神经系统作用的食物，如动物肝脏、牛肉等肉类、鸡蛋、奶、鱼卵、酵母、米糠、麦麸、全麦、燕麦、黄豆、豇豆、豌豆、核桃、花生、菠菜、小白菜、油菜、茼蒿、红苋菜、茴香、芹菜、西红柿、竹笋、香蕉等。避免进食生冷食物；避免接触寒冷物体并注意保暖和肢体按摩。

（2）疲劳和乏力：多食一些对神经组织和精神状态有良好影响的食物，如肉、蛋、奶、鱼等优质蛋白的食物，如果对这些食物吃得不足，可加一些乳清蛋白质粉补充，以及新鲜的蔬菜和水果，同样如果摄入的不足，可做成蔬果汁补充，患者耐受性会好些。还可适当用一些补血益气的药膳如阿胶、黄芪、党参、当归、大枣、山药等配一些食材食疗。

（3）贫血（血红蛋白<11 克/分升）：肉类选择红肉如猪肉、牛肉、羊肉、各种肝类等含铁质丰富，吸收率高；蔬菜水果富含丰富的维生素 C，可以帮助铁质的利用，含维生素 C 较高的水果如猕猴桃、柠檬、柑橘、鲜枣、刺梨、山楂等；水果在餐后半小时至 1 小时内进食比较有利铁质的吸收利用；严重时应遵医嘱补充。

（4）肝肾功能损害：改善肝肾功能的食物有：肉、鸽、鸽子蛋、乌鸡、鱼、贝类、奶、红小豆、黑豆、水芹菜、芦笋、紫甘蓝、胡萝卜、小米、莲子、苦瓜、冬瓜、木瓜、柑、山楂、栗子、枸杞子等。

178. 放化疗期间能吃生蒜吗？

大蒜属辛辣食品，对阴虚火旺者以及有眼疾、口腔、胃有溃疡的患者不宜食用，以免加重对患处的刺激。大蒜有杀菌和抗肿瘤作用，如果患者作为口味调剂，可适当地少吃一些是可以的。

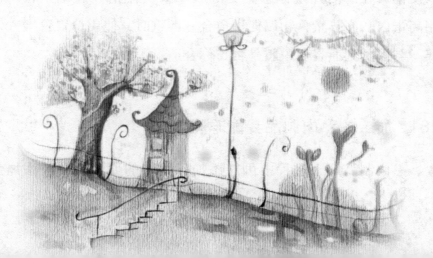

179. 睡眠不好的癌症患者其饮食如何调理？

肿瘤患者失眠很常见，由各种因素造成，但他又是化疗的常见副作用，常伴随尿频、恶心、呕吐、疼痛及夜间盗汗。饮食上调理如下：睡前饮用温暖的不含咖啡因饮料或喝一杯牛奶加糕点或饼干。如果饮食调理欠佳，向医生或营养医师咨询使用有助于睡眠的药物。

180. 口腔溃疡饮食调理？

避免酒精、碳酸饮料和烟草。避免刺激性香料、调味料和佐料如辣椒、辣椒粉、丁香、肉豆蔻、洋葱汁、辣椒酱和芥末等。避免食用坚硬的、干燥的或粗糙的食物，宜食用软的清淡食物，或用搅拌机将食物打碎成液体化以使其易于吞咽。食物应晾凉或微温，而不是热的，减少对口腔的刺激。利用吸管吸食液体食物以避开口腔溃疡处。清洁口腔，用小苏打水和盐制成的漱口水，以使你口腔清洁并使你感觉更舒服一些。补充 B 族维生素，食用高蛋白、高热量食物以促进愈合。严重时，使用鼻胃管摄入营养。与医师沟通谷氨酰胺是否与你合适。

181. 加工的熟肉制品我能吃吗？

熟肉制品加工过程中可能添加了很多的原辅材料、添加剂等，存在很多的质量安全隐患，同时又由于运输、储存的环节，可能导致微生物滋长。所以还是建议吃新鲜的，自己烹调的肉类为好。在治疗期间，如果食欲不佳，可适量食用调剂口味。

182. 泡菜、酸菜能吃吗？

当年腌好的酸菜可以调剂口味吃，每周可吃 1~2 次。泡菜经过发酵后含有乳酸菌，对身体是有益的，可以吃，但食物要多样化，每天要吃新鲜的蔬菜为好。

183. 蔬菜水果每天吃多少？

按照我国居民膳食指南中显示：

（1）水果类每天 200~400 克。

（2）蔬菜类每天 300~500 克。

（3）蔬菜中尤以颜色深的绿色、橙色菜的营养丰富，每天最好选用五种以上的蔬菜，总量为 300~500 克。

184. 蔬菜水果吃不足怎么办？

蔬菜富含维生素、矿物质、膳食纤维及抗氧化的作用，可以形容为"抗癌尖兵"，每天要有一定量的蔬果，对患者是有益处的。肿瘤患者在各种治疗中，尤其是放化疗中会造成食欲不振，吞咽困难等副作用，蔬菜水果摄入量不足，可以把蔬果打成汁来补充。如果确实摄入困难吃不足。可以用复合维生素矿物质片剂以及膳食纤维来补充。

185. 水果和蔬菜能否互相替代？

不能，蔬菜特别是深色蔬菜的维生素、矿物质、膳食纤维等含量高于水果，水果的碳水化合物、有机酸和芳香物质比蔬菜多。古代养生理论提出的"五菜为充，五果为助"，可见祖辈们早就知道蔬菜和水果的营养价值它们是不能互相替代的。

186. 蔬菜生吃好还是熟吃好？

蔬菜生吃熟吃各有利弊，需要根据蔬菜种类进行分类。如蔬菜中所含的维生素 C 及一些生理活性物质，就很容易在烹调中受到破坏，生吃一些西红柿、洋葱、黄瓜等可以最大限度地获得好处。不能生吃的蔬菜，如颜色呈绿或橙黄的蔬菜含有丰富的胡萝卜素，叶黄素、番茄红素等，最好能熟吃。这样机体能够充分的利用和吸收。能生吃的蔬菜就生吃，不能生吃的蔬菜，不要炒得太熟，尽量减少营养的损失。

187. 出院后选择饮食注意什么？

合理安排饮食，选择多种多样的食物，尽量每天食用足量的水果和蔬菜；根据患者患病部位选择五谷杂粮；每次购物时，都选择一种新的水果、蔬菜、低脂食物或全麦食物；限制红肉的摄入，每周不超过 4 次，每次食用 50~80 克，增加鱼、鸡、鸭、大豆及制品等优质蛋白质的摄入；避免腌制的、烟熏的及油炸的食物；选择低脂奶和奶制品；饮食注意卫生；如果饮酒需经主治医生或营养师的同意。如果已超重，可考虑降低热量和增加活动量来减轻体重。选择你喜欢的活动。

188. 康复期肿瘤患者如何食疗？

与营养医生确认你的食物或膳食禁忌。请营养师帮你制订一个营养均衡的饮食计划。由于患者经过一段时间的治疗，身体损耗很大，根据体质可选一些食疗药膳来调理机体，可选一些补气药膳：黄芪炖乳鸽、人参黄芪烧活鱼、西洋参莲肉汤、山药炖鸭块、山药汤代茶饮；补血食疗膳食：当归炖母鸡、牛肉红枣汤，菠菜猪肝粥等；养心安神食疗膳食：柏子仁炖猪心、冰糖龙眼莲子枣仁江米粥、百合粥等；滋补肾阴食疗膳食：枸杞子炖甲鱼、葱烧海参等。多吃蔬菜和水果；粗细粮搭配；不提倡饮酒；吃一定量的蛋白质食物；少吃高脂食物少吃盐；可适量添加营养补充剂。

189. 我的营养好不好如何判断？

患者大概可以自行判断，一是看最近食量有没有减少；二是看体重。

由于治疗或其他原因最近饮食量减少了，有的比原来少了1/3，有的减少了一半，出现这种情况的原因可能与治疗有关，影响了进食。这种情况患者要向主管医生说明或咨询临床营养师，求得他们的帮助，用改变饮食的性状（如将食物加工成匀浆，便于消化吸收，耐受性好）或增加口服营养补充来改善营养，增强体质，顺利完成抗肿瘤的治疗。

体重也是反应营养好坏直观的指标（前提是没有水肿或水潴留）。体重下降，反映的是有一段时间你的饮食摄入不足了，不要等到体重下降了再重视自己的营养。从饮食开始减少就要重视。

患者也可简单地用这个公式计算：身高（厘米）－105＝标准体重（千克），得到的值和你现在实际体重相比较，就能看出体重是不是达标，如身高160（厘米）－105＝55千克，±10%都属正常范围，也就是49.5千克~60.5千克都算正常。也可用体质指数（BMI）＝体重（千克）÷身高（米）^{2}这个公式计算，正常为18.5~23.9之间。简单自评后，大概能看出有没有营养不足。但为了更客观的判断是否存在营养不良风险，临床营养师要通过全面的营养评估，根据评估结果进行营养诊断。如果患者存在营养不足，会给患者进行营养指导并制订个体化的饮食及营养治疗方案。

附：膀胱癌患者推荐食谱

一、营养食谱

🍙 早餐：豆沙包 1 两

　　　蒸蛋羹 1 个

　　　牛奶 250 毫升

🍙 上午加餐：猕猴桃 1~2 个

🍙 午餐：软米饭 2 两

　　　枸杞虾仁（虾仁 75 克，枸杞少许）

　　　素炒双花豆制品（白绿菜花各 100 克，豆制品 15

克）

🍙 下午加餐：酸奶 200 毫升

🍙 晚餐：蒸饼 2 两

　　　番茄鸡片蘑菇（鸡肉 50 克，番茄酱 10 克，蘑菇

50 克）

　　　素炒油菜木耳（油菜 200 克，干木耳 1 克）

二、术前食谱（膀胱全切术肠道准备食谱）

（一）半流食（全切术前 3 天准备膳食）

🍙 早餐：煮鸡蛋 1 个

　　　豆腐脑 250 毫升

面包 1~2 片

🥄 上午加餐：苹果 1 个（中等大小）

🥄 午餐：小疙瘩汤碎菜甩鸡蛋 1 碗（250 克，鸡蛋 30 克，面粉 50 克，碎菜 25 克）

肉末菜花（肉 25 克，菜花 100 克）

🥄 下午加餐：牛奶 250 毫升

🥄 晚餐：山药南瓜粥 1 碗（250 毫升，山药 15 克，南瓜 10 克，大米 25 克）

蒸茄夹（瘦肉 50 克、圆茄子 150 克）

（二）流食（全切术前 2 天准备膳食）

🥄 早餐：蒸嫩蛋羹 1 个

牛奶 250 毫升

🥄 上午加餐：蔬果汁 250 毫升

🥄 午餐：萝卜牛尾汤 250 毫升（牛尾 100 克，萝卜 100 克煮汤）

蒸嫩蛋羹 1 个

🥄 下午加餐：蔬果汁 250 毫升

🥄 晚餐：豆浆冲藕粉 10 克（250 毫升）

🥄 晚加餐：牛奶冲鸡蛋（或泡饼干 250 毫升）

注意事项及说明：豆浆冲藕粉要先把藕粉冲熟然后兑上豆浆即可。米糊用捣碎机捣碎。

备注：此饮食是术前准备过渡饮食。

（三）术后食谱

1. 术后清流食（术后送遵医嘱开始吃清流食）

🍚早餐：蒸嫩蛋羹 1 个

　　　　清鸡汤 200 毫升

🍚上午加餐：果汁 200 毫升

🍚午餐：冲稀藕粉 5 克（200 毫升）

　　　　去油鸡汤 200 毫升

🍚下午加餐：菜水 200 毫升

🍚晚餐：冲杏仁霜 5 克（200 毫升）

🍚晚加餐：果子水 200 毫升

2. 术后流食

🍚早餐：蒸嫩蛋羹 1 个

　　　　豆浆 250 毫升

🍚上午加餐：全营养素 250 毫升（特殊医用配方食品）

🍚午餐：菜花煮鸡汤 250 毫升（菜花 100 克，鸡肉 100 克煮汤）

　　　　蒸嫩蛋羹 1 个

🍚下午加餐：蔬果汁 250 毫升

🍚晚餐：牛奶冲鸡蛋 250 毫升

🍚晚加餐：全营养素 250 毫升（特殊医用配方食品）

三、膀胱癌放疗的营养食谱

🍚早餐：小米绿豆山药大枣粥 1 碗（中等大小，小米 35 克，绿豆 5 克，山药 15 克，大枣 3 枚）

　　　　蒸蛋羹 1 个

　　　　牛奶 250 毫升

上午加餐：雪梨银耳冰糖羹（用捣碎机捣成泥状）

午餐：茯苓饭 2 两（茯苓 15 克捣碎，大米 85 克）

黄芪炖乳鸽汤（乳鸽 150 克，黄芪少许）

香芹百合（香芹 150 克，鲜百合 15 克）

下午加餐：酸奶 200 毫升（最好选带益生菌的）

晚餐：山药大枣白扁豆粥 1 碗（山药 15 克，大枣 3 枚，白扁豆 5 克，大米 35 克）

两面馒头 1 两（玉米面 15 克，面粉 35 克）

肉丝萝卜绿菜花菌汤（肉 50 克，萝卜 50 克，绿菜花 50 克，菌类 30 克）

凉拌藕片（藕 100 克，藕焯一下，调味即可）

注意事项：汤类菜要喝汤吃肉。

四、膀胱癌化疗的营养食谱

早餐：薏仁米莲子大枣阿胶粥（阿胶 3~5 克即可，薏米 15 克，莲子 5 克，大枣 3 枚，大米 35 克）或豆腐脑 1 碗

茶鸡蛋 1 个，牛奶 1 杯（250 毫升）或发糕 1 两

上午加餐：果蔬汁 250 毫升

午餐：红豆软饭 2 两（红豆 15 克，大米 85 克）

枸杞子乌鸡汤（乌鸡 150 克，枸杞少许）

清炒小白菜胡萝卜（小白菜 200 克，胡萝卜少许）

下午加餐：果蔬汁 250 毫升

晚餐：全麦馒头 2 两

红烧海鱼（海鱼 150 克）

清炒芦笋（芦笋 150 克）

五、温馨推荐自制蔬菜汁

［做法］把胡萝卜 3 两、西红柿 3 两、小白菜 3 两、油菜 3 两等蔬菜备好，洗净；然后锅内放水 500 毫升烧开，随即把蔬菜切成小块放入锅中，再放 10 克（1 茶勺）植物油，盖上盖，烧开后再煮 2~3 分钟关火，不打盖放置温凉后，用捣碎机捣碎过细箩，1 杯营养的蔬菜汁就做成了。

这款蔬菜汁经营养专家们鉴定，维生素矿物质等营养成分丰富，可以推荐给患者喝。

六、温馨提供食疗方

1. 膀胱癌患者除积极的治疗外，还应该注意饮食的营养和调配。针对膀胱癌患者化疗、放疗后易出现贫血、白细胞低、精神疲倦、头晕、视物模糊、心悸、气短、毛发不泽或易脱落、羸瘦萎黄等症状，可食用以下食疗方进行身体的调养：

［食疗方］当归 3 克、黄芪 5 克、熟地 3 克、砂仁 2 克、枸杞子 3 克、紫米 15 克、大米 15 克、小米 20 克、花生米 15 克、红小豆 10 克、小枣 25 克。

［食疗功用］补气养血、开胃和中，提高机体免疫功能、强身抗癌等功效。

［具体做法］把中药备齐煎至 100 毫升去渣待用，把粥煮至 8 成熟后，汤药倒进粥里直至煮熟。每天坚持喝 1~2 碗，这样效

果较好，也可随自己的喜好或甜或咸。

我们随机对几十例放疗、化疗患者进行了观察，都不同程度地改善了症状和白细胞升高。

2. 针对放射治疗的患者咽干、咽痛、口腔糜烂、吞咽困难、大便燥结等症状，应用食疗清咽润燥粥后，自主症状明显减轻。

［食疗方］生地3克、元参3克、麦冬3克、陈皮2克、银耳3克、山药10克、大米25克、小米25克。

［具体做法］把生地、元参、陈皮煎成100毫升汤药，过箩弃渣备用，把银耳、山药切碎，用无油干净的锅把水（大约800毫升水）烧开放入小米、大米、银耳、山药和煎制的汤药一起煮，煮熟后（大约剩300毫升）就可食用。如果用高压锅或电饭煲煮，效果更好，口感更细滑，便于吞咽。它具有清热解表、利咽、滋阴润燥、健脾和胃、润便等功效。

三、用药篇

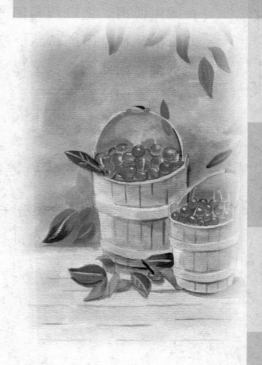

190. 膀胱癌的国产化疗药与进口药差别有多大？

进口药品和国产药品都是经过国家药监局审批的正规药品，只要是同一种药品，其成分是一样的，理论上起的作用也是一样的。但进口药品和国产药品在制作工艺上多少会有些区别。在药品用于临床前会比较国产药品与进口药品的疗效与不良反应，一般来讲不会有很大差别，否则就不会批准在国内使用。进口药与国产药主要是价格的差异，进口药品的价格往往是国产药品价格的2倍，选择进口药可能经济负担更重。因此，究竟怎样选药，主要根据自己的经济状况或其他因素酌情选择。

191. 有没有针对膀胱癌特异的靶向药物？

虽然近年来膀胱癌分子靶向治疗的研究取得了较大进展，但相关的临床研究还在进行中，目前还没有针对膀胱癌的靶向药物被批准上市。

192. 总是忘记吃药，怎么办？

通常来说，只有严格按照医生医嘱或药品说明书服药，才能确保使用的药品安全有效。因此，为了避免患者忘记服用药品，可以采用以下方法：

（1）用手机备忘录或闹钟提醒：提前把服药时间、剂量等输入手机备忘录，提醒自己吃药。如果是老人，提醒的铃声应该大一些，以便能够及时听到提醒。

（2）制作一个简易的用药台历：把药名、服药时间和次数都备注在上面，每吃完一次，就在相应的位置上打一个勾。台历最好放在每天都能经过的地方，如水壶旁、床头柜或者客厅的茶几等，这样能随时提醒自己服药。

（3）使用分药盒：分药盒对于需要长期服用药品的患者来说，非常方便。患者可以每周将下一周需要服用的药品进行整理，并将分药盒放在显眼的地方。分药盒的优点就是外出时也可以随身携带。

当然，以上介绍的方法，患者可以根据自己的情况任选一种，也可以结合起来使用。

193. 肿瘤患者同时服用多种药，需要注意什么？

临床上，有些癌症患者需要同时服用几种药，建议平时服药种类多的人注意以下几点：①多种药品之间可能存在药品相互作用，应咨询医生或药师如何正确服用这些药品；②选用复方药：如果没有特殊禁忌，可选用复方药；③小病别擅自加药：慢性病药品多需长期使用，服药种类相对固定。擅自增加用药种类，还可能造成两种药品共有的成分过量，引起不良反应；④保健品不能贪多：正规保健品能起到一定的辅助治疗效果，但也可能和药品发生相互作用，危害自己的身体。总之用药时应严格遵医嘱，并注意观察自己是否出现严重皮疹、恶心、呕吐等症状，必要时就诊，在医生指导下调整用药方案。

194. 肿瘤患者口服多种药品，术前如何调整？

肿瘤患者老年人较多，常同时合并有心脏病、高血压、糖尿病等多种慢性疾病，平时需服用药品治疗。如术前服用阿司匹林或氯吡格雷等抗血栓的药品，应在术前至少停药 1 周，以免引起术中、术后渗血。术后若无出血风险，则一般术后 2 天即可恢复用药；降压药不必停服，手术当天早晨起床后用一小口水服药。这样有利于维持术中、术后的血压平稳，减少心血管并发症；术前口服降糖药的糖尿病患者，术后通常使用皮下或静脉注射短效胰岛素控制血糖。

195. 用药期间为什么不能喝酒？

酒精会干扰药品代谢，影响药效。大多数药品进入人体后，须经肝脏代谢，而酒精的存在会干扰这一过程，从而使药品作用减弱。酒精还会使其代谢产物无法正常排泄，而转向与肝、肾细胞结合，从而造成肝、肾组织的损伤。严重时，可导致肝坏死。另外，酒精还会增加药品对胃肠道的刺激作用，严重者可引起消化道出血。酒精还有扩张血管降低血压的作用。此外，许多药品可抑制肝脏中的解酒物质发挥作用，使酒精在体内的代谢中间产物乙醛在人体内蓄积，引起毒性反应。

196. 吃药时哪种姿势最好？

吃药要讲究姿势，是为了更好地发挥疗效，避免不良反应。卧床患者最好采用坐式或将床头抬高 45°。普通患者服药时，应至少饮用 100 毫升温开水，并保持站立姿势 1 分半钟，使药品更快到达小肠，有利于药品的吸收，获得更好的疗效。

197. 胶囊为什么不能掰开吃？

药品做成胶囊的剂型主要从以下几方面考虑：①掩盖药品对

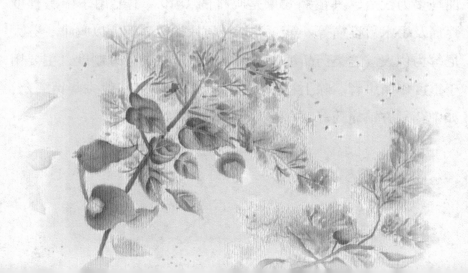

人本身味觉上的不良刺激，如特别苦，特别咸等。②可以掩盖药品的特殊气味，如臭味、刺鼻的味道等。③减少药品的刺激性。④延缓药品的释放。⑤控制药品释放的部位等。

因此，如果将胶囊药品掰开服用则可能会出现以下情况：①药品的口感不好，难以下咽。②药品的气味很大，患者接受不了。③增加了药品的刺激性，如对食管及胃肠道的刺激性增加，也就增加了药品的不良反应。④使得药品释放的过快，容易给患者带来一定的危险。⑤药品在不该释放的部位释放了，影响了药品治疗的效果等。

所以，一般胶囊类的药品不建议掰开服用。

198. 治疗癌痛的药品有哪些？

治疗癌痛的药品主要有三类。第一类为非甾体类镇痛药，常用的有阿司匹林、布洛芬、塞来昔布等。镇痛作用较弱，没有成瘾性，使用广泛、疗效确切，用于一般常见的疼痛，但如果使用不当，也会对人体健康造成损害。第二类是弱阿片类镇痛药，以曲马多为代表，其镇痛效果是吗啡的 1/10。主要用于中等程度疼痛及手术后疼痛等。第三类是强阿片类镇痛药，以吗啡、芬太尼等为代表。这类药品镇痛作用强，有严格的管理制度，主要用于重度疼痛患者。除上述三类镇痛药外，还有其他一些镇痛药，如中药复方镇痛药等。

199. 镇痛药有哪些副作用？

使用镇痛药后患者一般无明显不良反应。有些患者会出现恶心、呕吐等胃肠道症状，有时还会出现皮肤瘙痒、嗜睡及过敏等反应，但一般程度均较为轻微。现有很多药物和方法可以用来预防和治疗这些不良反应，患者不必紧张。

200. 使用阿片类药品为什么会发生恶心、呕吐？恶心、呕吐时该怎么办？

阿片类药品是非常有效的镇痛药品。它在镇痛的同时，也会产生一些不良反应。如恶心、呕吐、便秘等。产生恶心、呕吐的原因是因为阿片类镇痛药会直接刺激位于人脑中控制恶心、呕吐的区域，因此，患者会容易产生恶心、呕吐的反应。在开始使用吗啡时，有 2/3 的患者会出现恶心和呕吐，持续时间大约 7 天。

通常来说，在服用阿片类药品镇痛时，医生会预防性的给予一些止吐剂。在阿片类镇痛药的用量趋于稳定后，由于药品而引起的恶心、呕吐几乎消失。在呕吐严重期，可以遵医嘱服用止吐药品。如果仍然发生了恶心、呕吐，呕吐完后患者应该清水漱口，保持口腔卫生。

201. 使用阿片类药品为什么会发生便秘？发生便秘时应该怎么办？

阿片类药品作用于中枢神经系统，主要产生镇痛作用。而其作用于胃肠道的主要作用是抑制胃肠道的蠕动，减少胆汁、胰液的分泌。而且阿片类药品在胃肠道的分布比例较高，因此对胃肠道的影响也较大。特别是对于长期口服阿片类镇痛药的患者，可能会引起严重的便秘。在使用吗啡的患者中至少有 90% 会出现可以预知的便秘。

通常来说，在服用阿片类药品时，医生会预防性的给予通便药品。对于发生便秘风险较高的癌症患者，可选择引起便秘风险小的药品。患者应该主动将自己的不良反应报告给医生，以便能尽早地得到医生的帮助。

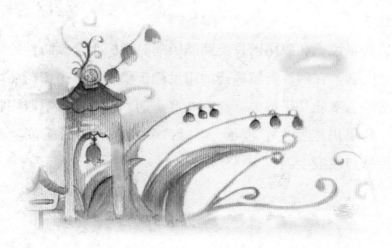

202. 长期吃阿片类镇痛药会成瘾吗？

对阿片类药品成瘾的恐惧是影响患者疼痛治疗的主要障碍。世界卫生组织对癌痛患者使用镇痛药已经不再使用成瘾性这一术语，替代的术语是药品依赖性。镇痛药躯体依赖性不等于成瘾性，而精神依赖性才是人们常说的成瘾性。躯体依赖性常发生于癌痛治疗过程中，表现为长期用药后突然中断会出现流鼻涕、流泪、打哈欠、出汗、失眠、烦躁等症状。这些表现是正常的而非已"成瘾"，不会影响患者继续安全使用阿片类镇痛药。

203. 怎么使用芬太尼透皮贴剂？

镇痛贴最好贴在无毛发或毛发较少、不易出汗的部位，通常选择躯干或上臂平整的无皱褶部位。贴之前要清洗所选部位，使用清水，不要用肥皂、沐浴乳等刺激皮肤的物品。皮肤要干燥，没有破溃。镇痛贴打开后应马上使用。贴好后，用手掌按压半分钟，保证镇痛贴和皮肤完全接触，尤其是边缘要贴实，避免有卷边出现而影响药品使用。一贴可以持续使用 72 小时，更换新贴时要更换所贴部位。

204. 中药能治疗肿瘤吗?

我们应正确认识中药在治疗肿瘤中的作用。中医药可以提高患者免疫功能,抑制或杀灭癌细胞,减轻放化疗毒性,提高放化疗效果,减轻痛苦改善生活质量,是肿瘤综合治疗的一部分,应与手术、放疗、化疗等综合应用,使肿瘤治疗效果最佳化。对于无法进行手术、放疗、化疗的患者,接受中医药治疗,能使患者获得更大的益处。

205. 患者在化疗期间可以吃中药吗?

化疗时不建议服用抗肿瘤中药,因为化疗药和中药都需要经过肝脏或肾脏代谢,如果化疗同时口服中药,有可能导致肝肾功能损伤。而有些中药除了导致肝肾功能损伤外,还可能引起血象降低等副作用。因此,为安全、顺利地完成标准化化疗,不建议自行服用中药。但患者可在手术后、放疗及化疗间歇,在医生指导下服用中药进行辅助治疗。

206. 治疗肿瘤服用汤药好还是中成药好?

古人云:"汤者,荡也"。荡就是扫荡、荡涤的意思。所以汤剂的特点是药力大,易吸收,见效快。尤其适用于对急症和重症疾病的治疗。如果是成药的话,那就适合一些慢性的或者疗程比较长的疾病。而且成药比汤药要方便，更易于长期服用。比如现在很多浓缩丸，就是丸剂，"丸者，缓也"，药力和缓而且持久。还有一个作用就是使药力较猛的药品在治疗疾病的同时尽可能降低对人体正气的损伤。因为有很多中药材是具有毒性的，通过炮制能降低它的毒性，如果再做成丸剂，那么通过丸剂这种和缓的功效，又能让药品不对人体造成伤害。

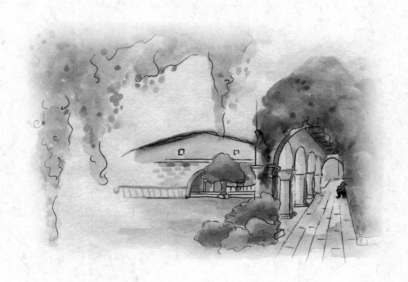

四、心理帮助篇

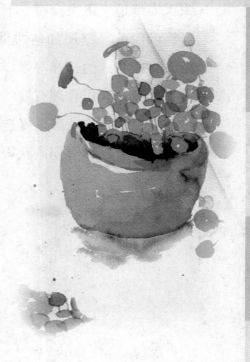

207. 得了膀胱癌，患者该怎样应对？

在我国，肿瘤发病率越来越高，已逐渐超越了心脑血管疾病的发病率，所以，得了肿瘤并不奇怪。与此同时，随着科学技术的不断发展和人们对肿瘤知识的不断普及，肿瘤的控制率得到了很大的提高。虽然肿瘤对人的身体危害极大，但只要及时进行科学合理的治疗，很多患者都可以达到长期生存或治愈的目的。美国国家癌症研究所的统计显示目前恶性肿瘤的总体 5 年控制率已达 60%，尽管有些肿瘤的控制率仍很低，但相当多的肿瘤治疗效果都有了很大提高，这是医学发展对人类的巨大贡献。一旦确诊恶性肿瘤后，患者和家属一定要镇静，千万不要惊慌失措，全家人安静地坐下来商讨一下，共同寻找正确的解决方案。如选择就医的医院、家属如何协助、手头事情的安排、治疗时间的保障、付费方式的选择等等。紧张、焦虑、绝望、胡思乱想、盲目乱投医只会耽误合理有效的治疗时机，加重患者的病情。罹患恶性肿瘤后，首次就医最好选择市级肿瘤专科医院和三级综合医院的肿瘤科，在短时间内获得科学、合理的治疗方案及预期疗效。

208. 肿瘤患者常见的心理状态一般会有哪些变化？

大多数患者得知自己患了癌症受到重大打击后，其心理状态一般会经过否认期、恐惧愤怒期、悔恨妥协期、抑郁期和接受期五个阶段。

（1）否认期：否认是癌症患者最常见的心理防御方式。当患者最初得知自己患癌症的信息时，认为这是不可能的事，否认自己得了癌症而怀疑医生的诊断有误，四处重新求医诊断。患者拒绝承认残酷的现实，借助否认机制来应对由癌症诊断所带来的紧张与痛苦。为此，患者怀疑医师诊断是否正确，并到处求医，希望能找到一位否定癌症诊断的医师，希望有奇迹发生。其实有更多的患者并非完全否认癌症的诊断，而是在压抑自己对疾病的强烈情绪反应。

（2）恐惧愤怒期：经过四处就医诊断，患者意识到自己癌症的诊断确切无疑，开始出现恐慌、惧怕心理，感到死神就要降临到自己头上，恐慌不安，常表现出焦虑情绪，患者坐卧不宁，惶惶不可终日。有的患者则表现为愤怒、烦躁、委屈，常常自问"为什么是我？""为什么倒霉的是我？""我一生善良勤奋，从不曾做过任何坏事，没害过任何人，为什么让我得了这种病？"。有的患者则以谩骂或破坏性行为发泄内心的不满。

（3）悔恨妥协期：此期常与恐惧、愤怒同时出现，也可逐渐演变为悔恨与妥协。患者在恐惧的同时，常会抱怨为什么肿瘤会长在自己身上，反复回忆自己以往的工作、学习、生活中的经历，责怪自己平时缺少体育锻炼，影响了身体素质；悔恨自己未能及早地戒烟、酒，或者平时不该太辛苦；悔恨自己性格不好，影响了身体健康等；悔恨从前有过的不良性生活史，导致现在罹患癌症如宫颈癌。但严酷的现实迫使患者不得不向疾病妥协，承认自己的疾病，并将生存的希望寄托于治疗。

（4）抑郁期：经过一段时间的治疗后，患者的病情并无改善，患者会意识到疾病已不可救药，生命已走到了尽头，悲哀和沮丧的情绪油然而生，感到绝望，常想到死亡即将到来，陷入极度抑郁情绪中。患者常表现为被动、少活动、情绪低沉、沉默不语及行为退缩，甚至有轻生的念头和自杀行为。这一阶段，患者常饮食无味、睡眠不安。

（5）接受期：经过以上一个或几个时期的经历后，有些患者逐渐接受了自己面临死亡的现实，情绪趋向稳定，开始安排后事，平静地等待死神的降临，患者此时的愿望是可以不再痛苦而平静地走向"另一世界"。

以上是癌症患者的一般心理反应过程。当然，很多患者并非完全按这一过程发生，或者表现得不那么明显和典型，这与疾病的严重程度、患者对疾病的认识和评价以及治疗效果等因素有关。总之，临床上常见的各种焦虑、抑郁、愤怒等情绪，包括睡眠问题等都跟此过程产生的心理反应有关，患者及家属对其过程的了解，能够有助于正视和接受患者的各种心态及变化。

209. 怎么记不住医生告诉我的治疗方案？

通常术后出院的患者总是想从医生那里知道更多后续治疗的

信息，这一点是可以理解的，但是大量的信息及术后出院的紧张状态，往往导致我们将术后治疗的重要信息遗忘了，这种状态在这个时期也是很普遍的，我们建议可以通过以下几种方法解决：

（1）再次联系主管医生，确认后续治疗方案。

（2）可查看出院诊断证明书，通常会写明后续短期内治疗方案。

（3）如果担心遗忘，建议记录在书面上，以方便日后查询。

总之，当患者不记得治疗方案时，不要恼火、不要着急，寻找适合的解决方式，并且尽量避免再次发生类似的事情。

210. 亲属可以帮助患者做些什么？

亲属虽然不能代替患者生病，但是可以从很多方面帮助患者更好的战胜疾病，例如：

（1）饮食方面：为患者提供尽可能营养又可口的饮食，帮助患者在短期内尽快恢复体力，改善其营养状况。

（2）运动休闲：协助患者做适当的运动及娱乐活动，增强患者功能锻炼利于患者康复。

（3）心理方面：陪同患者聊天，鼓励患者说出心理疑惑及顾虑，增加患者信心，是患者可以更自信地面对接下来的生活。

总之，亲属能做的实属太多，对于患者来讲，家庭是他（她）避难的港湾，家对于患者来讲是最温暖、最值得信赖的地方，患者对家的依赖实际上就是对亲属的依赖，亲属的每一个微笑，每一个问候和关心，每一点滴都非常重要。患者可能会因为疾病而导致性情大变，或是无理取闹，或是自暴自弃，亲属应该可以比其他人给予患者更多的理解，用亲情融化患者的恐惧，帮助患者从新接受新的生活。因此作为患者亲属同样需要有战胜疾病的信心、耐心，需要更多的承受和付出，与患者一道，为患者的早日康复共同努力。

211. 一般癌症患者出现哪些心理特征？

恶性肿瘤是严重危害人类生命健康的常见病、多发病和疑难病。这对于患者和家属来讲，都是一个重大的冲击，虽然每个患者所表现出来的情绪和行为会有极大的不同，但是归结起来有以下几个共同特点：

（1）依赖性增加，被动性加重，行为变得幼稚。患病后总认为应受到别人的关怀和照顾，亲人们更应为其做出奉献。

（2）自尊心增强，担心被人瞧不起。

（3）疑心加重，甚至认为别人低声说话就是在谈论他的病情，对医务人员不信任等。

（4）主观感觉异常，情绪易激动，焦虑和恐惧，害怕孤独，表现为饮食不安、失眠早醒、情绪低落等。

（5）除了哀伤反应以外，有的患者还会出现其他的心理反应，如罪恶感等。由于疾病的影响，患者家中的收入减少，医疗费用增加，孩子老人失去照顾等，也会带给患者很大的心理压力和内疚感。

212. 如何进行自我心理调节？

患者持有何种心态，这对肿瘤的治疗及康复至关重要。既不能表现过于超脱，不积极治疗，对疾病听之任之；也不能过度紧张，恐惧害怕，抑郁消沉甚至悲观绝望。而应该是勇敢而理智地面对疾病，积极配合治疗。需要注意的是，不是所有的患者从一开始就会有一个良好的心态，绝大多数都需要一个逐渐调整的过程。那么如何才能做好自我心理调节呢？

（1）了解有关知识，正确认识疾病：肿瘤患者需要了解一些肿瘤基础知识，包括目前医学界对肿瘤防治观点、研究动态以及发展趋势，以正确认识疾病。恶性肿瘤是一大类防治较为困难的疾病，但只是人类疾病的一种而已，其造成的后果与心梗、中风、高血压等相比，都是对身体对生命的危害。通过学习疾病知识，也帮助自己更好的配合医务人员，积极进行治疗。

（2）勇于面对现实，树立战胜疾病的信念：人的一生谁也免不了会患有这样或那样的疾病，无论是大病小病，恶性还是良性，都应该坦然面对这一客观现实。尤其是对恶性肿瘤，要有勇于斗争、敢于胜利的决心，要树立一个强大的精神信念，生命每延续一天，都可能会获得新的机遇和希望。所以只要还有一口气，一线希望，信念和精神就不能垮掉。

（3）提高心理素质，善于自我调节：癌症患者可以学会减轻自我心理压力的方法和技巧，调节自己的心理状态。例如练习太极拳，或者看小说，看电视，听音乐，做自己乐意做的事，都

119

是使身心松弛的好方法，在力所能及的情况下，适当劳动，外出旅游，有时会收到意想不到的好效果。若紧张焦虑的心情不能控制时，可适当地用点抗焦虑药或抗抑郁药，如地西泮（安定）等，可帮助睡眠，对心理不良反应有一定的解除作用。心理压力也可向家人或医务人员倾诉，以得到帮助和劝慰，可以帮助解除和排泄压抑的心情。

（4）活在当下，积极治疗：不要去想象疾病的最终结果，过好现在的每一天。对待疾病要从战略上藐视，战术上重视；制订切实可行的康复计划，积极配合医生的安排，坚持疗程用药。

213. 患者自我心理调节有哪些方法？

（1）音乐疗法：音乐疗法是用音乐调整心境的自我心理保健法。研究表明，乐曲的不同节奏、旋律、音调和音色，可以产生不同的情感效应。心情抑郁的时候，宜听旋律流畅优美、节奏明快的一类乐曲；有焦虑的时候，宜听节奏缓慢、风格典雅一类的乐曲；而多听节奏少变、旋律缓慢、清幽典雅的乐曲，则有助于解除失眠。

（2）倾诉法：倾诉是释放压力的通道，在倾诉的时候不仅可以获得的安慰和鼓励，还可以获得某种认同感，击败内心的怯懦，给了自己勇气和希望。

（3）借鉴法：通过欣赏文学名著和名人传记，或者看电影、听讲座从别人的人生轨迹和看待人生的观点中领悟到自己的人生道路和人生价值，以及别人战胜困难的经验。

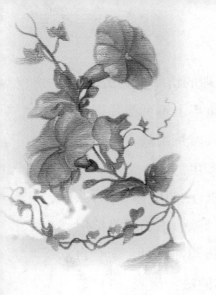

（4）正视情绪法：不逃避消极的情绪，要明白它是一种正常的反应，冷静下来，正视消极情绪，对受挫及不良情绪产生原因仔细地进行客观剖析和认真体验，以便有的放矢地找出最佳的解决方案。此外，要敢于表达或暴露自己的情绪，这样才能有针对性地和有效地驾驭与控制它。否则盲目地压抑和掩饰有害于自身情绪系统的健康发展，又不利于良好人格的重塑。

（5）暗示法：暗示法是通过语言的刺激来纠正或改变人们某些行为或情绪状态的一种心理调适方法。自我暗示指通过有意识地将某种观念暗示给自己，从而对情绪和行为产生影响。癌症患者可以每天数次在内心里坚定有力地对自己说："要想开一些快乐一些"、"这没什么"、"我能挺过去"、"我现在很好"。自我暗示、自我意念能给人带来"期望效应"是符合科学原理的。一个人对自己的期望越大，动力就越强，实现期望的措施也越多，因而所产生的期望效果也越佳。

（6）宣泄法：宣泄法就是通过适当的途径将压抑的不良情绪释放出来。通常可以用以下方式进行合理宣泄。高声唱歌、大声呼喊、哭出声来、文体活动。或者求助咨询师，通过向其倾诉，缓解来自不良情绪的压力。

（7）改变不良认知法：改变不良认知就是用纠正不正确或不合理的信念来对抗非理性思考方式，以消除情绪困扰和行为异常的一种自我心理调节法。合理信念产生合理的情绪行为方式，不合理信念则产生不合理的情绪行为反应。世界上不可能凡事都顺着个人心意，因此癌症患者要用理性的思维看待疾病，正视并接受患病这个事实，由此可以避免负性情绪产生。

（8）放松法：自我放松是一种通过放松自己的躯体和精神，以降低交感神经的活动水平减缓肌肉紧张，消除焦虑而获得抗应激效果的自我心理调节方法。当人们面临挫折与冲突时，学会自我放松可远离消极情绪的困扰与伤害。具体做法：深吸一口气，慢慢把气吐出，这样循环往复，直至过度紧张反应消失为止。另一种放松的方法：平卧，从上至下，从左至右分别使身体各部肌肉紧张起来，然后再放松。做完之后，安静地松弛几分钟。

（9）转移法：转移注意力是心理保健重要方法之一，当心理问题出现时，可以通过换环境、参加娱乐活动等方法转移注意力，例如爬山、旅游，回归大自然，使身心放松，眼界开阔，心胸豁然开朗，同时还可以受到大自然的启发。

每个人都有最适合自己的心理调适方法，重要的是行动起来，增强心理免疫力，对于疾病的康复有着非常重要的作用。需要强调的是，以上调节方法对于有轻度心理障碍的人能起到一定的缓解和调节作用，对于有中度以及严重的心理障碍问题的人，建议到专门的机构找专业的咨询人员来一起解决问题。

214. 肿瘤患者睡不着觉怎么办？

癌症患者都存在着一定的心理反应，或者焦虑，或者恐惧，或者担心复发，从而导致了睡眠问题，出现睡不着觉、睡不踏实、早醒等。相应的自我调整措施如下：

（1）正确认识睡眠时间：一般来说每人每天需要的睡眠时间为 8 小时左右，但是睡眠时间的长短因人而异，差别很大，有的人每天睡 4~5 小时即可，而有的人则要睡 10 小时才能正常工作。所以，衡量睡眠是否充足的标准是看白天是否有足够的精力工作和生活，不是必须用 8 小时作为是否存在睡眠不足的标准。

（2）入睡困难的心理调适：越怕失眠越失眠，越想睡就越睡不着，这就是一种心理现象。所以，睡眠时需要让注意力分散到有意义的事上面去，比如读书或听一点舒缓的音乐都可以起到这样的作用。

（3）对安眠药的认识：有的失眠患者认为安眠药会产生依赖性，对身体有害，坚决不用。其实，安眠药不可滥用，但是可以用，只要在医生指导下都是安全的。培养"入睡条件反射"。创造有利于入睡的条件反射机制。如睡前半小时洗热水澡、泡脚、喝杯牛奶等，只要长期坚持，就会建立起"入睡条件反射"。

（4）养成良好的作息习惯：如规律生活、限制白天睡眠时间、保持卧室清洁、安静、避开光线刺激等；避免睡觉前喝茶、饮酒等。

215. "医生护士家属都该围着我转，都得听我的" 面对患者这样的要求怎么办？

此种表现为退化现象，是指个体在遭遇到挫折时，表现出其年龄所不应有之幼稚行为反应，是一种反成熟的倒退现象。当人长大成人后，本来应该运用成人的方法和态度来处理事情，但在遭受外部压力和内心冲突而不能处理时，退回到幼稚行为，产生依赖，想要周围的人都以自己为中心，以使自己感到舒服、安慰，这种现象在各年龄阶段均可看到。这是因为患者经此变故，精神上受到打击，害怕再负起成人的责任及随之而来的恐惧和不安，而退行成孩子般的依赖。退化现象严重者，需要心理咨询师加以矫正，因为退行作用毕竟是一种逃避行为而不是面对困难解决问题，况且不成熟的行为会把困难加重。

216. "我没做过任何坏事，为什么我得癌症"患者这样的心理怎样调节？

一些癌症患者总爱说"我一生没做过坏事，怎么就得了这个病"。还有的患者会说"为什么我会这么倒霉，得这种病"。这些患者把疾病和道德、命运联系到一起。其实，这种联系是没必要，也是不符合科学道理的。癌症是一个非常复杂的疾病，与环境污染、饮食习惯、家族情况等有关，每一个人都有可能罹患，如同高血压、糖尿病、脑血管病一样，并非跟命运、运气、道德有关，因此患者要正确认识疾病发生的客观原因，不必陷入过度自责或自怨心理之中。

217. "我经常觉得愤怒"，如何缓解患者这种情绪？

首先要考虑自己愤怒的原因是什么，为什么会导致自己愤怒。自己的愤怒是否有合理的解释，还是莫名愤怒。是跟疾病有关，愤慨老天不公，让自己罹患疾病，还是其他的事情，与自己的性格有无关系等。当愤怒的情绪陡然出现时，可以尝试以下办法加以控制：

（1）躲避法：想办法脱离生气的环境。

（2）转移法：漫步、看书、听音乐、看电视或做别的事情。

（3）释放法：找个不妨碍他人的地方，大喊大叫一通。

（4）诉说法：向自己信赖、也善于倾听的人，倾诉。

（5）静思法：用第三人的角度审视自己是否不够理智，尽量稳定自己情绪。并回想一些因生气危害健康和生命的阐述与事例。

（6）安慰法：找个合适的理由，进行自我安慰。

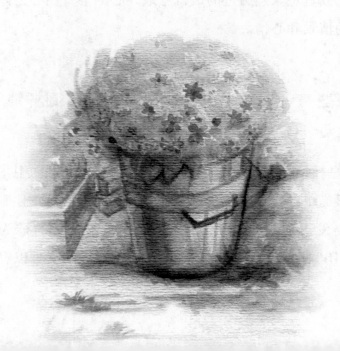

（7）忘却法：不去回想引发生气的事，尽快忘掉。

218. 患者对手术紧张、焦虑、害怕怎么办？

对紧张、焦虑和害怕的自我心理调适方法：

（1）进行积极的自我暗示：如"相信自己"、"别的手术患者也经历过，我觉得我也能够经受住"、"手术前紧张是正常的，别的人也都紧张，做个深呼吸，放松自己。"

（2）深呼吸松弛训练：端坐在椅子上或靠在床头，双膝自然分开，双眼平视正前方，两手自然下垂，手心朝前；然后微闭双眼，慢慢使自己平静下来，均匀缓慢地深吸一口气，同时两手握紧；再慢慢地吐气，同时两手松开，让全身肌肉松弛下来。如此连续进行松弛训练2~3分钟。

（3）意象法：通过大脑里面去想象一些美好的事物如优美的景色，或者想象经历过的最得意最开心的事，用心去体验和回味当时的情景和心情。

219. 有些患者不愿去医院就医，害怕听到坏消息，怎么办？

这是一种否定存在或已发生事实的潜意识心理防卫术，它是最原始最简单的心理防卫机制。儿童闯祸后用双手蒙住眼睛、人在遭遇突发事件时像鸵鸟一样"眼不见为净"的行为，即为"否定作用"的具体表现。这种防卫术能使个体从难以忍受的思想中逃避，也同样可借此逃避个体难以忍受的愿望、行动、事故，以及由此引发的内心焦虑。有时否定的心理防卫机制是一种在心理压力中保卫自己的感受，或给人多一点时间做考虑与做决定。因此，一定程度上，可以允许患者存在否定这种心理防卫机制。但是，否定时间过长，也会妨碍人们对问题的适应，因为其机制是用躲避问题代替面对问题。因此，还需要按照本章第四和第五个问题所述的方法进行自我心理调适，正视和面对疾病这个问题。

220. 患者后悔自己以前的生活方式，长期处于懊恼自责中，怎么办？

后悔是一种自我反省的过程，也是一种正常的生理心理机制。悔恨这种情绪的积极含义在于提供额外的能量去记住过往的经历以及总结出经验，避免错过好的事物。但是，光悔恨、后悔是无济于事的，与其悔恨过去，不如改变现在。因此，首先不要和自己的后悔痛苦做斗争，而是先接纳自己的悔恨，了解悔恨对自己的积极意义。其次，采取正确适宜的方式去宣泄痛苦。再次，正视疾病，着眼当前的治疗，积极进行康复。

221. 患者应该如何正确看待治疗中损失了组织器官？

患者因为组织器官结构或功能上的改变或丧失，自我概念常会发生变化，主要表现为自信心和自尊心下降，自我评价低，感到悲哀、抑郁、羞耻、厌恶，严重者可能会出现自伤行为。自我概念对个人的心理和行为起着重要的调控作用，患者某些负性情绪反应和消极行为背后的根本原因可能是自我概念紊乱。

针对这样的情况，患者应该充分表达自己的感觉和想法，正确评价自己，适应和接受自身的改变，勇敢地正视残缺。乳腺癌患者可以经常与丈夫以及家人进行交流，一方面交流就是一种倾诉的过程，另一方面坦诚对待后，夫妻双方对于对方都有深一步的了解，许多妻子都是在丈夫的安慰下，重新找回自信，压力得到释放，感觉到家庭的温暖。另外，对"美""魅力"要有正确认识，要充分了解外形不是吸引力的全部，开朗的性格、自信的气质、大度而又善解人意的交往，才是真正魅力的体现和吸引的根本。

222. 患者怎么克服对死亡的恐惧?

其实癌症不过是一种慢性病，只是程度较为重些罢了。带癌生存数年、数十年的人不在少数，恢复痊愈的也有。癌症的治愈，除了医生和药物外，更主要的是要靠自身的抵抗力、免疫力和自愈力。如果一听是癌症就忧心忡忡，恐惧死亡，反而会影响自身的免疫力，甚至加重病情。如果安然处之，放下心来，保持精神生命和自然生命良性互动，病情反而会减轻，恢复和治愈的可能会更大。首先自己要有希望，才会有希望。

退一万步说，人生自古谁无死? 一位哲学家说得好: 每个人都是"不按自己的意愿而生，又违背自己的意愿而死"。生命有始有终，有出生，就有死亡，生命的周期不可逾越，每个人都要走完自己的人生。生命的最后一程怎么走完，往往也是身不由己。不如我们顺其自然，放松下来。有一位患者，她得知自己患了癌症之后，还活跃在大学的讲坛上。她战胜了自己，坦然面对，在课堂上向她的学生告别，发表了一篇"变暗淡为辉煌"的留世之作，人人敬仰。还有一位患者，几次病危，几次住进重病监护室。朋友们干脆，就在这个时候把挽联和悼词，先念给他听了。活着的时候，就看见自己的"盖棺定论"，也是人生一件幸事。而且，生命达到了一种超然自逸的境界，这是生命的一种智慧。是的，生命的最后一程，既然人人不可避免，又为什么要恐惧呢？何不走得平和点儿？何不走得潇洒些？何不走得有尊严呢？

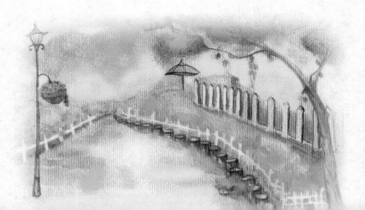

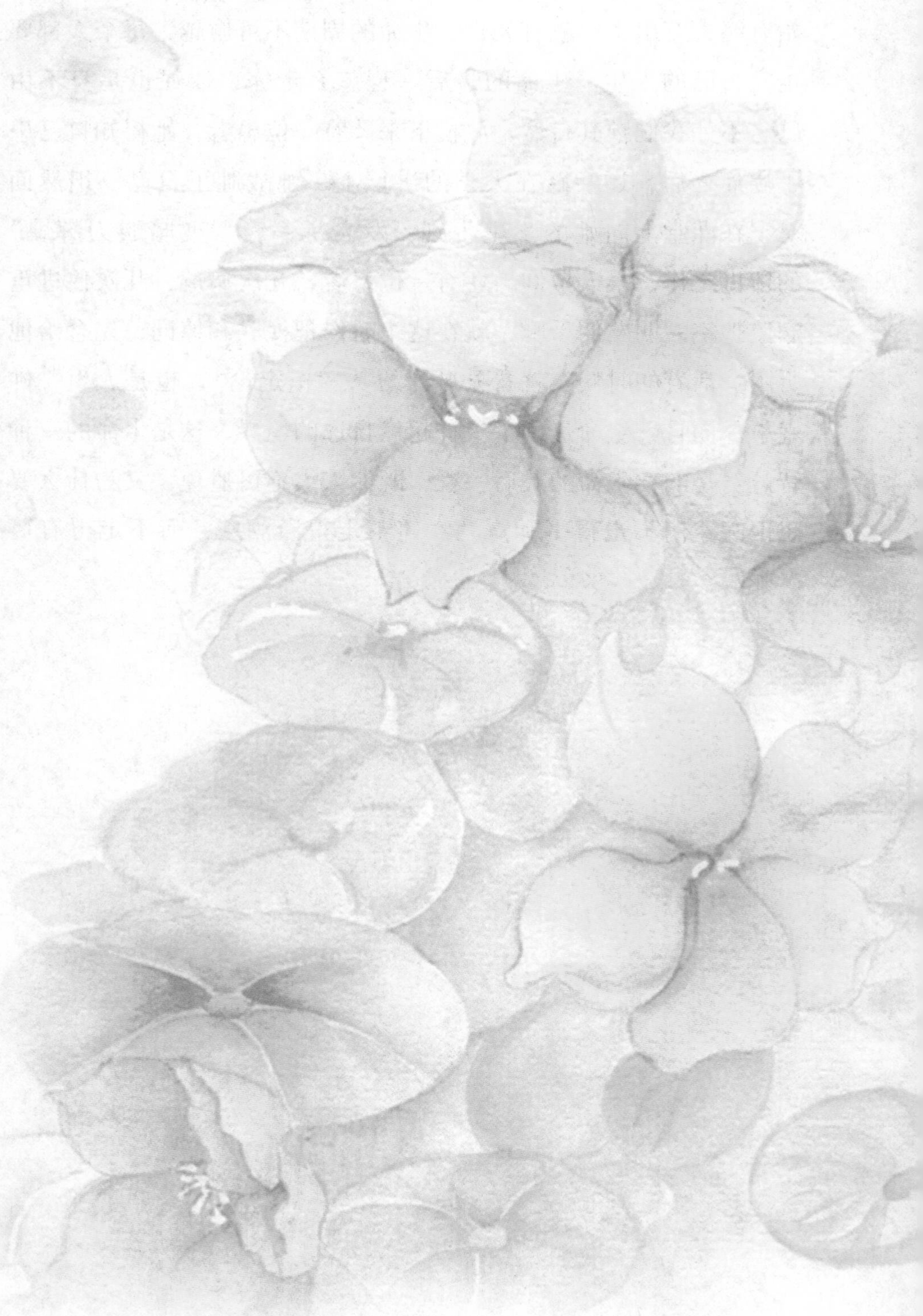

五、功能康复篇

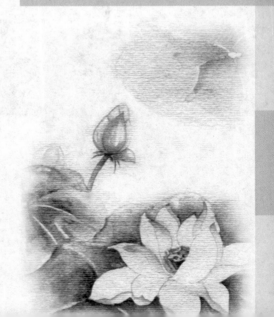

223. 如何更好地控制尿失禁？

患者出现尿失禁，经过盆底肌训练可以部分或全部恢复。盆底肌训练就是做缩肛运动，将肛门向上提，然后放松，一提一松，规律进行，持续 10~20 分钟。患者也可平卧位，双膝分开，再用力向内合拢，同时收缩肛门，然后双脚分开，并放松肛门（如下图）。缩肛运动在任意体位均可完成。

缩肛运动

两膝分开，再用力向内合拢，同时收缩肛门，然后双膝分开，并放松肛门。

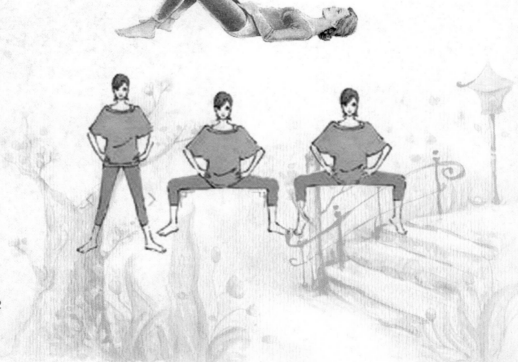

224. 患者回肠膀胱或者膀胱癌术后，什么时间可进正常食物？

一般需待正常肠蠕动功能恢复后，才可进食。肛门排气是肠蠕动恢复的标志。一般来说，膀胱电切术后第1天就可以进食了，正常饮食即可，少食辛辣及油腻食物，多饮水，可以达到冲洗尿路和缓解尿路刺激症状；膀胱部分切除术后也可在术后1~2天进食，饮食要求从流食过渡到半流食，再过渡到普食，少食多餐，可以适当增加些水果和蔬菜，保持大便通畅；根治性膀胱切除术、回肠膀胱术或新膀胱术，因术中牵涉到消化道吻合，故其进食原则如下：

第一阶段：禁食。术后1~3天内处于手术创伤期，吻合口尚未愈合，胃肠功能正在逐渐恢复，胃肠未通气前给予持续胃肠减压，减少胃内容物对吻合口的刺激，减轻胃张力，预防吻合口水肿及吻合口瘘。此期靠静脉供给营养和水分来维持机体的生理需要。

第二阶段：流质饮食。术后4~7天已基本度过手术创伤期，胃肠功能开始恢复，表现为肛门已排气，有食欲。停止胃肠减压，喝20~30毫升温开水，每天喝2次。术后第4天给清流质饮食，米汤40毫升，2次/日；第5天，米汤60~80毫升，3~4次/日；第6天，米汤、菜汁每次80~100毫升，4~5次/日；第7天，给普通流质饮食，如米汤、菜汁、鸡、鸭、鱼汤等，每次100~200毫升，4~6次/日。以上需据个体差异，酌情递增量与餐次。

第三阶段：半流质饮食。上述两个阶段无明显不适，给予米汤、藕粉、蒸蛋羹，大约术后第 7 天开始，此间患者术后留置的各种引流管已基本拔除，静脉输液量逐渐减少，食量逐渐增加，应少量多餐，5~7 餐/日。每次 150~200 毫升易消化的少渣食物为主，如大米粥、面条、面片、小馄饨、少量菜泥、豆腐脑、鱼丸等。一些食量大的患者不能急于求成，切忌大量进食，以免发生吻合口瘘和梗阻。

第四阶段：软食。一般从术后第 2~3 周开始，大多数患者消化功能恢复正常，各种不适症状消失。软食是一种质软、易咀嚼、易消化、各种营养素含量充足的平衡膳食，如软米饭、发糕、馒头，各种炖、蒸、余肉类，豆制品，饺子，包子，各种嫩菜。忌食含纤维素较多的蔬菜，忌食油煎炸食品。

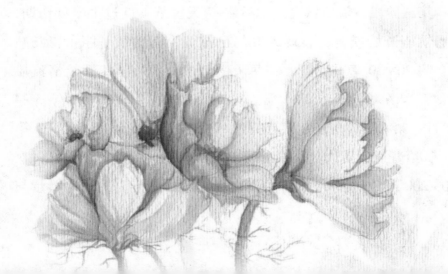

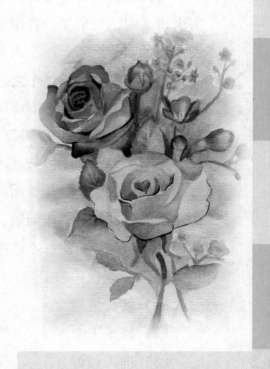

六、日常生活与复查篇

225. 对膀胱癌患者治疗中、治疗后的保养建议？

每天保持一份好心情，我们每天都是快乐和充实的。虚怀若谷者得天时，处事廉洁者得地利，转危为安者得人和。心理学家艾克曼的实验表明，一个人老是想象自己进入某种情境，感受某种情绪，结果这种情绪十之八九真会到来。一个故意装作愤怒的实验者，由于"角色"的影响，他的心率和体温会上升。心理研究的这个发现可以帮助我们有效地摆脱坏心情，其办法就是"心临美境"。然而，生活是错综复杂、千变万化的，并且经常发生祸不单行的事。频繁而持久地处于扫兴、生气、苦闷和悲哀之中的人必然会有健康问题，甚至减损寿命。那么，遇到心情不快时，如何保持一份好心情呢？其实，日常生活中保持良好心情的"砝码"就在你的手中：

（1）转移情绪。

（2）憧憬未来。

（3）向人倾诉。

（4）拓宽兴趣。

（5）宽以待人。

（6）保持一份好心情。

226. 膀胱癌术后复发与哪些因素相关？

膀胱癌的危险因素可分为外在因素及内在因素。吸烟和长期接触化工产品是明显的两个致病因素。吸烟是目前最为肯定的危险因素，危险率与吸烟强度及时间成正相关。其他因素还包括慢性感染、长期染发、长期大量饮用咖啡、长期饮酒、大量摄入脂肪、胆固醇、油煎类食物。膀胱癌本身属于多发且易复发的疾病，因此建议膀胱癌患者：

（1）定期复查。

（2）健康饮食，多食用蔬菜、水果，多饮水。

（3）尽可能避免接触化工行业，戒烟、酒。

（4）保持乐观向上的精神状态。

（5）避免长期大量服用含非那西汀的镇痛药物。

（6）减少甜味剂的食用。

227. 膀胱癌术后什么时间复查？

膀胱癌手术后第 1 年内每 3 个月复查 1 次，之后第 2 年每 6 个月复查 1 次，如无特殊随后每年复查 1 次；但复查期间根据个人病情由医生具体判断。按时定期复查对疾病的控制，好转及下一步的治疗方向有积极的作用和影响，所以要按时作好复查。

228. 膀胱癌复查一般需要检查的项目有哪些？

（1）膀胱镜检查：主要适用于保留膀胱手术的患者。

（2）尿液脱落细胞学检查。

（3）B 超检查。

（4）胸部 X 线检查。

（5）部分患者可能需要进行 CT 检查。

复查时鼓励患者列出一些问题清单，便于与医生沟通交流，提高诊治效率。

229. B 超检查前注意什么？

检查之前，患者会拿到一张预约单，在上面会有检查要求，一般做盆腔检查前要空腹 4 小时，为了不影响检查的效果应提前 1 小时开始喝水且不排小便。例如上午做检查，就请清晨空腹，如果下午做检查，那就中午空腹。

230. 膀胱镜检查前注意什么？

由于膀胱镜检查要将膀胱镜通过尿道置入膀胱，且尿道是人体中较为敏感的部位，尤其是男性患者，在行检查时会有一些不适感，随着医学技术的发展改进，和医生检查技术的不断提高，并且在一定的麻醉条件下，患者痛苦有所减轻。为了检查的顺利进行，应在检查前患者应充分认识膀胱镜检查的重要性，嘱患者检查前认真清洗外阴，排空尿液。

231. 反复的膀胱镜检查对男性性功能有影响吗？

膀胱镜是用来检查膀胱的，也包括进入膀胱的必经之路尿道，膀胱镜的直径与尿道直径相适应，可以直接进入膀胱内进行检查，这一方法确实有一定副作用，但一般均能耐受，比如轻微尿急，尿急、尿痛一天就能缓解，少数出现血尿，不经处理一两天也会消失。因此膀胱镜检查会影响性功能的说法毫无理论依据。

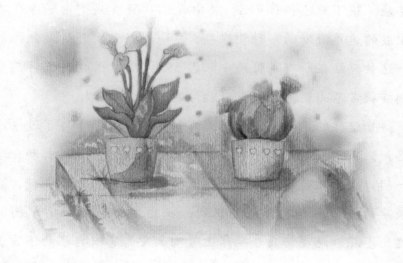

附录： 肿瘤患者谈抗癌

生命——在挫折和磨难中崛起

孙桂兰

生命和癌症纠缠

那是 1995 年 8 月，我在洗澡时发现右乳下有一肿块，医生让马上住院手术治疗。我清楚地记得，那天他从医生办公室出来，他的眼睛红红的，像是刚哭过的样子。我问他医生怎么说？我的爱人不回答，眼泪却哗哗地流下来。当时我就全明白了，担心、恐惧的结果被证实了。随后做了右乳全切手术，病理切片是髓样癌，腋下淋巴转移7/8，属中晚期。髓样癌是由低分化瘤细胞组成的边界清晰的一种乳腺癌，是一种特殊类型的浸润性乳腺癌，这种癌症在所有乳腺癌中只占 5%~7%。医生说这种癌症的早期症状常不明显，很多患者就诊时肿块已较大。

得知这样的结果，犹如晴天霹雳，我轰的一下昏了过去。茶不思，饭不想，整天以泪洗面，不管做什么、想什么都和死联系在一起。由于此前不久，家里的两位老人因肺癌先后去世，我深知癌症的可怕，可怎么也没想到，我的生命会和"癌"纠缠在一起。委屈、绝望使我在病床上号啕大哭，感叹自己的不幸，一时恐惧、焦虑、悲观的情绪像一座大山压得我喘不过气来。

接下来的大剂量化疗让我苦不堪言，化疗产生的不良反应使我面目全非，满头的长发一根不剩，严重的呕吐使我水米不能进，身体极度虚弱，走路都需要人搀扶，白细胞也只有1000（$10×10^9$/L）多，打升白针都不管用。确定4个疗程的化疗，我连一个疗程也没坚持下来。当时情绪糟糕到了极点，我在想命运对我怎么这样的不公平，"我这么严格要求自己，怎么老天还不长眼，还让我得病。"我把自己包裹起来，谢绝了所有人的探望，不愿让人看到自己得病的样子，情绪极度低沉。从前，即使发烧也强撑精神抖擞，此时我依然不服输，这背后的隐语则是无视身体真实的反应。"病就像一个保护伞，使患者不去正视心理问题。看起来很坚强，实际上是用外在的壳把内心包得严严实实，不愿暴露脆弱的一面"。难道我的生命就此了结，就如此短暂？

但是，内心的真实感受还是会在独处时跳出来。早晨人们匆忙上班，我在窗前站着看着，体会到从未有过的力不从心。

在治疗的第一年里，我的身体垮了，化疗做不下去，白细胞到了1000的时候，血红蛋白只有七八克（70~80克/升）。当时心里有种生不如死的感觉，太难受了、太痛苦了，尤其是化疗，那种难受让我恨不得从楼上跳下去。

我只好住进广安门中医研究院。住院不久，也就是1996年7月，我的骶骨经常疼痛，经放射性核素扫描、X线及CT检查，确诊右乳腺癌骨转移，人生的不幸又一次降临到我的身上。当时医生们断言：我的生存期也就半年。生命真是危在旦夕。我的精神状态简直崩溃，我爱人40多岁的汉子也整日以泪洗面，似乎世界末日到了。

曾经，我习以为常女儿、妻子、母亲、同事、朋友各种身份，默默承受来自工作、生活的压力，从没想过有一天自己的名片会被病历替代，职务变为"病人"。面对人生的变故，精神即将崩溃的同时也激发了我求生的欲望，我反而安慰整日以泪洗面的丈夫要坚强、要坚持。想着丈夫一天到晚为自己着急、担忧而日渐消瘦的模样，看着儿子渴望母亲活下去的眼神，我下决心一定要活下去，一定要和癌症斗争到底。

但生命将走向何方？我并不清楚。转机发生在抗癌乐园，那个充满健康快乐的癌症病人的组织里。

走出阴霾，与癌共舞

来到抗癌乐园，这里和医院一样聚集着众多癌症患者，令我惊讶的是，很多患者比我还严重都活下来了！走出阴郁灰暗的自我世界，我看到得了癌症还能活得那么积极向上，那么豁达乐观。当时一下把我感染了！他们那种精神面貌、乐观的心态对我震动太大了！人家活得真轻松、真潇洒！我突然发现人还可以这样活。

触动之后，我开始回忆思考自己生病的前前后后，从前的我活得太累、太较劲，太计较得失。在单位，我卖力地工作，不长级心里不平衡，长到一级半才安心。有时候发烧了，到了单位就假装没生病，让人觉得我总是精神饱满。身体不舒服，也不能让大家看到我懒洋洋的样子。那时候的心态是不自然的发展。

抗癌乐园的老师们用自己的亲身经历、用集体与癌魔斗争的事迹、用癌友们一个个战胜癌症的事例，帮我走出了精神的低谷。乐园的领导还语重心长地对我说："要相信科学，接受现实，调整心态。每一个人得知自己患了很重的癌症，都会有悲伤、恐惧和绝望，但要尽快改变心态，振作起来，采用中西医结合的治疗方法，还有一点很重要，就是要刻苦练习抗癌健身法。郭林老师创编的抗癌健身法是被很多癌症患者采纳的最好的体能锻炼方法。把中医、西医和气功三者结合起来，大多数人都可以活，可以活得很好！"抗癌乐园老师们的真诚帮助和鼓励，癌友们乐观拼搏的精神都深深地震撼了我的心灵。

"40岁该有的竞争压力我没有了，孩子学习我不用操心了，提前享受退休生活，无忧无虑。我这么想把一切都放下了，开心了，自在了。"如果按照生病前的思维，我肯定体会不到这么美好的病后生活。

"40岁提前享受70岁人的待遇。"这是我对当时生活的概括。每天晚上9点左右睡觉，早上6点起来进公园练习抗癌健身法，12点回家先生已经把菜买好饭做好。下午3点再去公园，5点回家。我不再凄凄哀哀，而是静下心来将所有精力放在治病、吃药、练功上。在北京龙潭湖公园的双亭桥练功，桥下是碧波湖水，湖边柳树掩映，静心练功，我体会到从未有过的充实、开心。

整整5年，在北京龙潭湖公园的湖畔，我顽强刻苦地习练抗癌健身法，不论刮风下雨、酷暑严寒从不间断。记不清有多少个寒冷的早晨，厚厚的白雪覆盖着整个公园，我冒着刺骨的寒风，踏着厚厚的积雪，一步一个脚印的习练着，前进着，那雪上轻轻的脚印，就仿佛是我生命的足迹，永不停歇的前进。

至今，我已经和癌症抗争较量了 20 年。在这场斗争中，我过多地品尝了人生的酸甜苦辣，亲身体会到患了癌症后的恐惧和绝望，体会到克服和战胜癌魔的愉悦和欢快。在和癌症的抗争中，自己不但克服了癌症给自己带来的恐惧和痛苦，也使自己的思想感情得到了升华。

回馈社会，蝶变新生

在大家眼中，抗癌明星们是一群飞过荆棘的美丽蝴蝶，蝴蝶在穿过荆棘的途中，有的被困难吓退了，最终被疾病夺去了生命；有的成功穿过了荆棘，成为最美的蝴蝶，让癌细胞在他们的生命面前望而却步。

癌症在普通人眼中意味着死亡，但对于我则意味着重生。漫长的抗癌经历，让我深深地感到精神不倒的强大威力。生命总是在挫折和磨难中崛起，意志总是在残酷和无情中坚强。我要用自己的亲身体会和微薄之力回报社会，帮助在迷茫徘徊的癌友们克服心理障碍，树立与癌斗争的必胜的信心和勇气。

我探访病友，鼓励他们树立治下去的勇气，从容面对人生，要有良好心态。我常对癌友讲"精神不垮，阎王对你没办法；精神垮了，神仙也没有救你的好办法。"使他们学会了用笑脸迎对厄运，用勇气战胜不幸。有位癌友感动地把我称为"引上抗癌之路的启蒙老师"。如今北京抗癌乐园的癌友生存超过 5 年的已达 80%。

2000 年，我所在的龙潭湖公园来了一位名叫黑屹的病友，她患的是弥漫型非霍奇金淋巴癌，已全身扩散，骨骼从头到脚几十处受侵，双肾、双乳也受侵，万念俱灰，没有勇气活下去了！当时，我也为她着急，及时地安慰她，帮助她，用自己抗癌的亲身体会告诉她癌症≠死亡；用抗癌乐园病友的事例鼓励她走出精神上的低谷，帮她树立起和癌症斗争的勇气和力量，并多次去她家看望她。癌症患者之间的交流是坦诚的，是亲切的，有时比亲人和医生的力量还大。从此，她的情绪变了，走出医院，走进抗癌乐园，从容面对人生，学会了用笑脸迎接厄运，用勇气战胜不幸。自己康复了，还要帮助他人康复，这是我们抗癌乐园的一项基本要求。

通过 20 年和癌症抗争，我深切体会到"癌症≠死亡"这句名言不是标语口号，而是一种科学的态度和对癌症的认知。人，不论是什么人，得了病都会死的，因病死亡是自然规律，但是有一点，我们不能让病吓死。癌症是可怕的，但是得了癌症精神垮了更可怕。我认为癌症在治疗和康复过程中，最关键的一条就是要有健康的心理。患了癌症，恐惧、悲观、绝望是人之常情，但不能总在焦虑、恐惧中度过，要敢于面对现实，寻找最佳的抗癌方法。我们北京抗癌乐园所主张的"以健康的精神为统帅，以自我心理调节为先导，首选西医，结合中医，坚持抗癌健身法锻炼，讲究饮食疗法，注意生活调理"的抗癌模式，已成为当今人类战胜癌症的最佳选择。北京抗癌乐园所提倡的"自强不息，自娱自乐，自救互助"的三自精神，已经鼓舞海内外众多癌友找回欢乐、找回健康，成为一种永恒的力量。

坚持康复"五诀" 乐观拼搏抗癌

岳鹤群

我今年 80 岁，1993 年 12 月诊断为直肠癌，1994 年 1 月在广西医科大附院做了根治手术。术后至今一直坚持康复"五诀"，现身体很好。

正确对待，情绪乐观

我原是一名卫生管理干部（原市卫生局长），当得知身患癌症后，同样也产生过恐惧、紧张、焦虑、悲观的复杂心理，心神不定，寝食不安，抱怨自己带病工作辛苦一辈子，"文革"中又遭长期迫害，退休了应该享受幸福晚年的时候，灾难偏偏降到自己头上，觉得太不公平，整日猜测自己还能活多久，因为癌症毕竟是当今威胁人类健康和生命的第一杀手。后来一想，这样下去不是办法，应该面对现实，很快调整了心态，及时地从愁闷中解脱出来，相信现代医学是不断发展，人类在不久将来有可能战胜癌症，特别是当前癌症基因研究已取得重大进展，癌症已有机会获得治愈，目前也有不少战胜癌症的治疗方法，如手术、化疗、放疗、中西医结合治疗。现实生活中也有不少患者通过综合康复治疗病情稳定，生活充实，情绪乐观，坚持工作，他们是生活中真正的强者，有的已生存了一二十年。从我自己来说也具有一些有利条件，如退休后没有工作压力，医疗、家庭环境尚好，只要坚定信心，坚持抗癌的毅力与恒心，听从医生指导，情绪乐观，积极治疗，平衡饮食，适度运动，就一定能取得好的治疗效果，早日康复不是不可能的。

从此，我保持轻松的心境，精神愉快，心态平衡，豁达开朗，善于自乐。在家种植花草，入校学习诗词，外出旅游，访亲问友，陶冶情操，遇事不怒，知足常乐，从不与人比高低，使自己的免疫功能尽快得到正常发挥。1998~2000 年我还应聘参加地区行风建设评议工作，深入基层，调查研究，并获得优秀行风评议员的称号。实践使我认识到心理健康是身体健康的基础，良好的心理状态是抗癌康复的关键，而良好的心理是要靠自己的心灵深处的不断转化。

合理膳食，素食为主

有关资料显示，1/3 的癌症与饮食有关。过去我饮食不正常，爱吃腊味、腌菜和肉、甜食，不爱吃蔬菜，基本上是"三高一低"（高热量、高脂肪、高蛋白、低纤维素）的饮食结构，经常便秘，这是我后来患冠心病与直肠癌的主要原因之一。经医生指导，在老伴的具体操作下，采用中国科学院食品营养研究所"金字塔"的食物结构，即塔底主要是各种谷物，如面食、大米、玉米、小米、荞麦、红薯等，塔的中部是蔬菜水果，塔的上部是肉类、家禽、水产、蛋类、奶制品，塔尖是脂肪、食糖来配制饮食。

癌症术后康复期，根据医生意见，在上述基础上又做了一些具体调整，坚持早餐吃好（牛奶半斤、鸡蛋1个、面包或包子1~2个）；中晚餐适度（七八分饱），主食（以大米为主，粗细杂粮搭配）4~6两，肉类（猪、羊、牛、兔、瘦肉或鸡鸭或鱼虾）2~3两，蔬菜（随季节市场变化，红、黄、绿、白、黑搭配，如西红柿、胡萝卜、南瓜、卷心菜、西兰花、青菜、豆类、白萝卜、木耳、紫菜、菇类等）0.5~1斤，水果半斤左右，脂肪（以植物油为主，搭配少许动物油）少许。改变过去偏食习惯，也不忌口。但熏、烤、炸、腌、腊、过夜菜、霉变食品坚决不吃，因为这些食品均含有各种不同的致癌物质。为控制食糖基本不吃零食。每天饮水1000毫升以上。执行上述饮食结构，我不但能保持足够的营养，控制自身各种慢性病的发展，血液检查如甘油三酯、总胆固醇等4项以及血液流变学检查，基本属正常范围，而且能每天保持大便通畅，体重始终维持在60公斤左右，符合自己理想的体重。

适度运动，持之以恒

生命在于运动，锻炼可提高自身免疫功能，而且是容易取得效果且经济方便的方法。但如何根据实际情况选择符合自己的运动方式，我则经历了一番探索。17年来，我练过一些健身气功、爬山、散步、盘球、练中老年医疗保健操，均收到了一定效果。随着自己年龄的增长，对运动项目也做了一些调整，要求运动适度，不超负荷。早晨我坚持爬山，在山上做医疗保健操共约一个半小时，晚上沿江散步2公里，除暴风骤雨外，基本能坚持，睡前按摩脚底，上床做腹部按摩。

从运动中我深切体会到必须要有坚强的毅力和意志才能持之以恒，动作一定要规范到位才能收到良好效果。

平时我也较为注意生活规律，自我保健。按时作息，坚持午睡。上午适当阅读书报，下午参加一些文化娱乐活动，少去环境污染的场所，多去空气新鲜、环境幽雅、绿树成荫的地方。勤洗澡、勤更衣、勤剪指甲、勤开窗换气，预防感冒，吞咽唾液，适度饮绿茶。从不抽烟、不喝白酒。对"七情六欲"喜怒哀乐悲恐惊能自我控制，平静对待。

家庭关爱，组织关怀

我和老伴结婚 56 年，风雨同舟，休戚与共，坎坷一生。她为我辛劳一辈子，本想退休后共度一个幸福晚年，不料我患了直肠癌，使我们又一次经受了严峻的考验。我 3 次手术（其中 1 次是前列腺电切汽化手术并发大出血），除医护人员精心医治外，老伴则用她真挚的爱心，精心照顾，一次次伴随在我的床边，日夜守护在我的身旁，为我擦身，侍候大小便，想我所想，急我所急，以我痛而苦，以我乐而乐。在病房中，不但安排我听音乐、看电视，分散我的注意力，而且根据医嘱为我跑市场配制营养餐，甚至累得病倒也无一句怨言。儿子也日夜轮班守护。在整个治疗康复中，老伴始终是我坚强的精神支柱、得力的营养调剂师、至尊至圣的守护神。她安慰我、鼓励我，在我面前总是谈笑风生，讲知心话，帮我解除心理压力。经常翻阅书籍报刊、看电视，寻觅治疗康复信息，配制抗癌膳食，不因我患癌症增加家庭负担、消耗她的精力而感到烦恼而不快，而是更加宽容体贴和关心，使我真正体会到"疾风知劲草，患难见真情"的真实内涵。

在我手术和康复的过程中，市委、市政府、人大、政协的领导同志在百忙中前来探望，卫生局、医院的领导和医护人员给了我很大帮助和照顾。家庭的关爱，组织的关怀，亲朋的关心，子女的孝顺，我都受到莫大的鼓舞与安慰，"风雨人生路，处处有亲人"，使我更有信心和毅力与癌魔做斗争。

定期复查，预防复发

定期复查是综合治疗的继续，也是科学评价治疗效果的重要方法。因为癌症的治疗效果是用年生存率来评价的。我做根治手术3个月后开始复查，一年做三四次复查，检查项目包括血常规、肺部X线片、肝功能、血清癌胚抗原（CEA）定性定量、B超、（肝、胆、脾、肾、腹主动脉淋巴结）、纤维结肠镜。3年后每半年检查1次，5年后每年检查1次，坚持至今。每次检查结果基本正常，未发现转移复发。由于我白细胞偏低、体质差，从第二年起停止化疗，坚持服中药调养，采用活血化瘀、软坚散结、补气补血、扶正去邪等方法辨证施治和注射人胚胎素、干扰素，以增强免疫功能。同时在医生指导下，有针对性的服用一些保健品，如西洋参、红参、灵芝、蜂王浆冻干粉、冬虫夏草、蛋白质粉、天然B族维生素等。

总之，一定要遵照医嘱定期复查，不要嫌麻烦、怕痛苦或认为没有发觉症状而疏忽大意，这样很容易贻误治疗而遭不测，最后悔之晚矣。

由于我坚持上述康复做法，十几年来精神愉快，饮食正常，癌症得到基本康复，健康状况有了很大进步。2001年11月，我参加市癌症康复协会，成为一名癌症康复工作志愿者，作为群体抗癌的一员，与癌友们聚会"话疗"，相互交流康复经验，心情舒畅，其乐无穷。2002年4月原河池地区癌症康复协会授予我"抗癌勇士"光荣称号。我决心与全市癌友一道，为癌症康复事业献出自己的爱心。

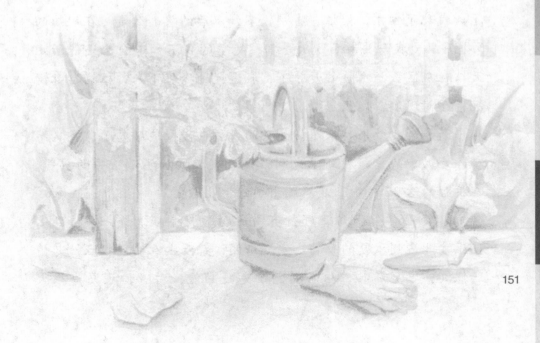

保持一个好心态

田守光

我们常说抗癌，与癌症做斗争。人得了癌症，就觉得走上了绝路，致使很多原本可以康复的患者，却因此走上了一条令人十分心痛的不归路，过早地离开了他们十分不愿意离开的亲人。

我今年66岁。32年前，我被诊断为喉癌。这些年的抗癌经历告诉我，癌症患者最重要的是保持一个好心态。

当时，我听说是喉癌的诊断，真的有如晴天霹雳。心一下就死了，或死了一大半，心死，精神就垮了。我在绝望与无助之下，做了全喉切除手术。全喉切除，就证明我今后再也不能说话了。我乱了方寸，紧张、害怕，不知以后的路怎么走。在短短的5个月里，我一共做了3次手术，绝望的我不知道自己还能活几天。在病区医护人员的开导下，我慢慢地冷静下来，根据自身情况，面对现实，积极治疗。

随着治疗效果越来越好，我的身体也慢慢地康复了，我从绝望、无助中又重新看到了光明，这使我又增加了活下去的勇气。在抗癌的这32年中，我总结出了以下几点：

1. 加强体能锻炼，进行有氧运动。调整好情绪，保持身心健康才能达到康复的目的。实践证明，癌症病人共同特点就是情绪低沉，思想压抑，从而削弱了免疫功能，对身体康复有很大影响。

2. 改变以前不好的生活习惯和饮食习惯。我常常问自己，在同样的环境下，别人不生病，我为什么患上重病？老天为什么对我这么不公平。后来我认真思考，这与我不良生活习惯也有很大关系。于是，我开始保持规律的生活，养成早睡早起的习惯，坚持适当的体育运动，做些力所能及的工作。饮食上，我本着过去爱吃的少吃些，多吃青菜、水果，不偏食，主食以杂粮为主。

3. 美满和谐家庭，也是战胜癌症的重要条件。我的妻子持家有道，后院平静、无事，我不受任何干扰，全身心投入治疗、康复，心情舒畅。平时自己也适当做些家务，既帮了妻子也锻炼了身体，增加了活下去的动力。可能是劫后重生的原因，现在我感觉自己是世界上最幸福的人。

在术后的康复期间，我参加了医院举办的无喉患者食管发音班，学会了用食管发音。能够重新开始说话，与人正常交流，这对我来讲是天大的事，这给了我重新回归社会的巨大的信心和勇气。

自此，我积极参加单位、社会组织的活动，帮助和我一样的病友，开导那些有不安情绪、恐惧心理的患者，进行沟通，清除顾虑，使他们相信"癌症不等于死亡"。鼓励癌友，珍惜生命，热爱生活，增强信心，战胜癌魔。重新回归社会。在这32年抗癌过程中，我有成功的经验，也有失败的教训。在此期间，我看到有不少癌症患者活下来，但更有很多的患者早早地离开了我们，永远地离开了我们。我苦苦阅读了很多有关方面的报章杂志，潜心学习了不少古今中外有关抗癌和养生方面的书籍，进行长时间深入细致的思索，用我所学到的知识去帮助别人。我还协助北京市、天津市、山西省、大连市、安徽省和浙江省等地医院办无喉患者食管发音班，使更多病友能重新讲话。

最后，我要谢谢为我治病的医务工作者，有了他们才有了我活下去的信念。我觉得有句话来形容他们再恰当不过了：爱在左，同情在右，走在生命路的两旁，随时播种，随时开花，将这一径长途点缀的花香弥漫，使得穿枝拂叶的人踏着荆棘不觉得痛苦，有泪可落却不觉悲凉。